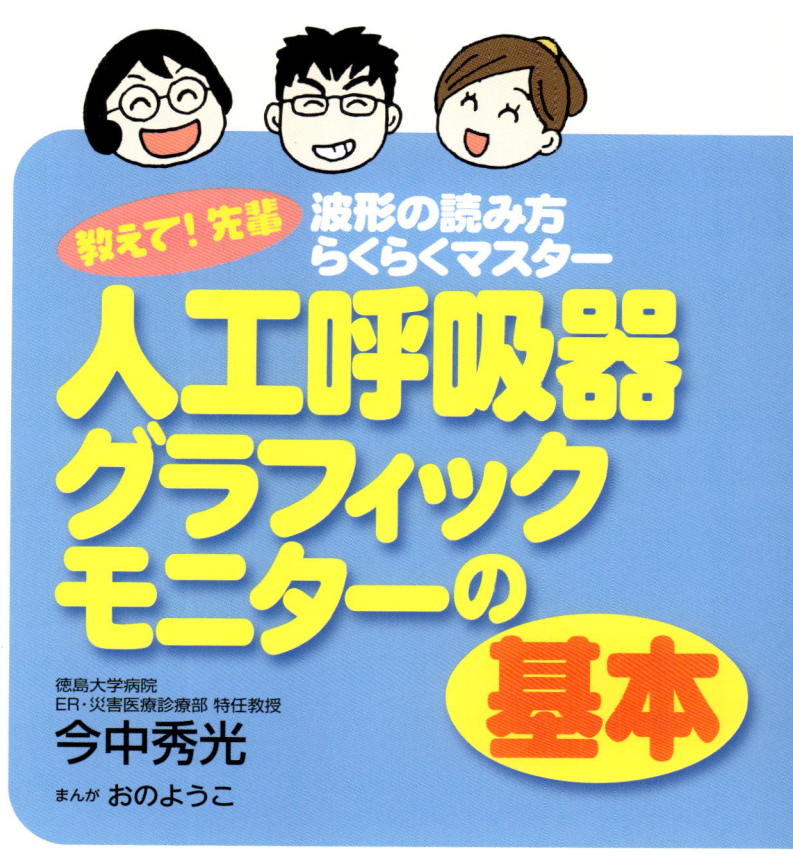

教えて！先輩 波形の読み方らくらくマスター

人工呼吸器グラフィックモニターの基本

徳島大学病院
ER・災害医療診療部 特任教授
今中秀光

まんが おのようこ

MCメディカ出版

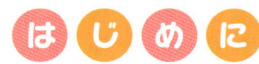

こんな経験ありませんか？

　人工呼吸中の患者さんの呼吸がなんだか苦しそう．どうしていいかわからず困っていると，先輩スタッフが人工呼吸器の設定をひょこっと変更．すると，あら不思議，患者さんの呼吸がとても楽そうになった，って経験です．実は私自身ICUの新米医師だったとき，そんな経験をいっぱいいただきました．一体何を見てどこをどう変えたんだろうって不思議でした．後で先輩が教えてくれました，「グラフィックモニターを見てたんだ」って．

　グラフィックモニターを搭載した人工呼吸器が増えています．グラフィックモニター，正直言って，とっつきにくいです．でも慣れ親しんでくると，患者さんの呼吸状態を評価し，異常を発見するのに役立ちます．

　この本は，まんが仕立てでグラフィックモニターを解説していきます．ベテランの西野主任，中堅となりつつある大田さんの働く病棟に，新人山口くんが配属されます．山口くんは患者観察より機械やグラフィックモニターの方が大好きな新人類です．鋭い観察をすると思えば，大失敗をやらかします．山口くんの天然ボケと，西野主任のギャグとの戦いは見ものですよ．

　まずはまんがをざっと流し読み，面白そうなところは本文もご覧ください．まんがとオヤジギャグを楽しんでいるうちに，グラフィックモニターが少しずつ身近に感じられてくるかもしれません．非侵襲的陽圧換気（NPPV）や新しい換気モードを紹介し，いくつかのバンドルについても解説しています．グラフィックモニターに初めて触る新人，教える立場になって悩んでいる中堅ナースの助けになれば幸いです．

　この企画にあたって，たくさんの人にお世話になりました．キャラクターのモデルになってくれた方々，雑誌『呼吸器ケア』連載時に毎回鋭い書評をいただいたICUスタッフに感謝です．メディカ出版の末重美貴さん，山川賢治さんの忍耐強い激励と，おのようこさんの光るイラストに支えられた日々が懐かしいです．

2013年12月

今中秀光

CONTENTS

はじめに
登場人物紹介

第1部 換気モードをまるっと理解

- ① グラフィックモニターとは？　グッサン登場 の巻………2
- ② VCVとPCV　請求書はこわい！ の巻………8
- ③ ACVとSIMV
  新人教育も，親の仕送りも，換気モードも の巻………14
- ④ PSV　親の仕送り説はタダじゃない の巻………22
- ⑤ APRV　気胸で苦境 の巻………29
- ⑥ NPPV　アナがあったら入りたい の巻………36

第2部 グラフィックモニターをフル活用

- ① 人工呼吸回路のリーク　加湿はいいけど過失はね の巻………54
- ② 気管チューブが抜ける
  いやん，バッカン，事故抜管 の巻………61
- ③ 胃管の誤挿入　これはいかん！ の巻………68
- ④ 電源の入れ忘れ　電源はバッチリー？ の巻………75
- ⑤ 結 露　人工呼吸回路が貧乏ゆすり？ の巻………81
- ⑥ 気道分泌物の貯留　波形が震えると心も震える？ の巻………88
- ⑦ 気道閉塞　腹臥位は福？ 害？ の巻………95

❽ 気管チューブの狭窄
　● 気管チューブとかけて，桜前線ととく の巻………102

❾ トリガー設定の戻し忘れ
　● 鎮静いろいろ，呼吸パターンもいろいろ の巻………109

❿ 吃逆で誤作動　しゃっくりを止めろ の巻………118

⓫ 感知されない呼吸努力
　● 腹に手を当てて考えるんや！ の巻………123

⓬ 人工呼吸器とうまく合ってない
　● あうんの呼吸が大事 の巻………129

- ●PAV　● 努力に比例して補助する？ の巻………43
- ●デュアルコントロールモード　● あごも換気もデュアル の巻………46
- ●BCV　● 排痰モードで宇宙人？ の巻………49
- ●ABCDEバンドル　● バンドルのハンドルを握るぞ！ の巻………116

さくいん………135
著者略歴………137

登場人物紹介

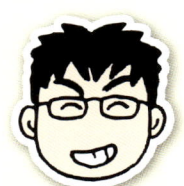

山口くん（グッサン）
新人の男子ナース．グラフィックモニターに異様に食いつく新人類．天然ボケとセクハラまがいの口撃で，西野主任を困らせる．どう成長していくのか乞うご期待．

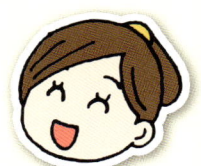

大田さん
病棟3年目，新人類グッサンのプリセプターに任命される．患者観察に強いがモニター観察は少し苦手．教育の楽しさに目覚める．

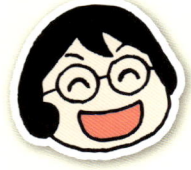

西野主任
しっかり者の呼吸器病棟主任．生まれ育った大阪を離れて10余年，いまだにベタベタの大阪弁が抜けず，オヤジギャグをまき散らす．人工呼吸のレベルアップには人材育成が必要と張り切る．

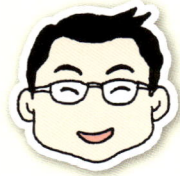

今中先生
関西の笑いを愛する人工呼吸器オタク．グラフィックモニターの異常波形を見つけると，左の眉尻がピクっと上がる．ギャグはかぶせるのが鉄則と信じているが，周りの迷惑に気づいていない．

第 **1** 部

換気モードをまるっと理解

1. グラフィックモニターとは？
2. VCVとPCV
3. ACVとSIMV
4. PSV
5. APRV
6. NPPV

第 *1* 部 換気モードをまるっと理解

1 グラフィックモニターとは？

グッサン登場 の巻

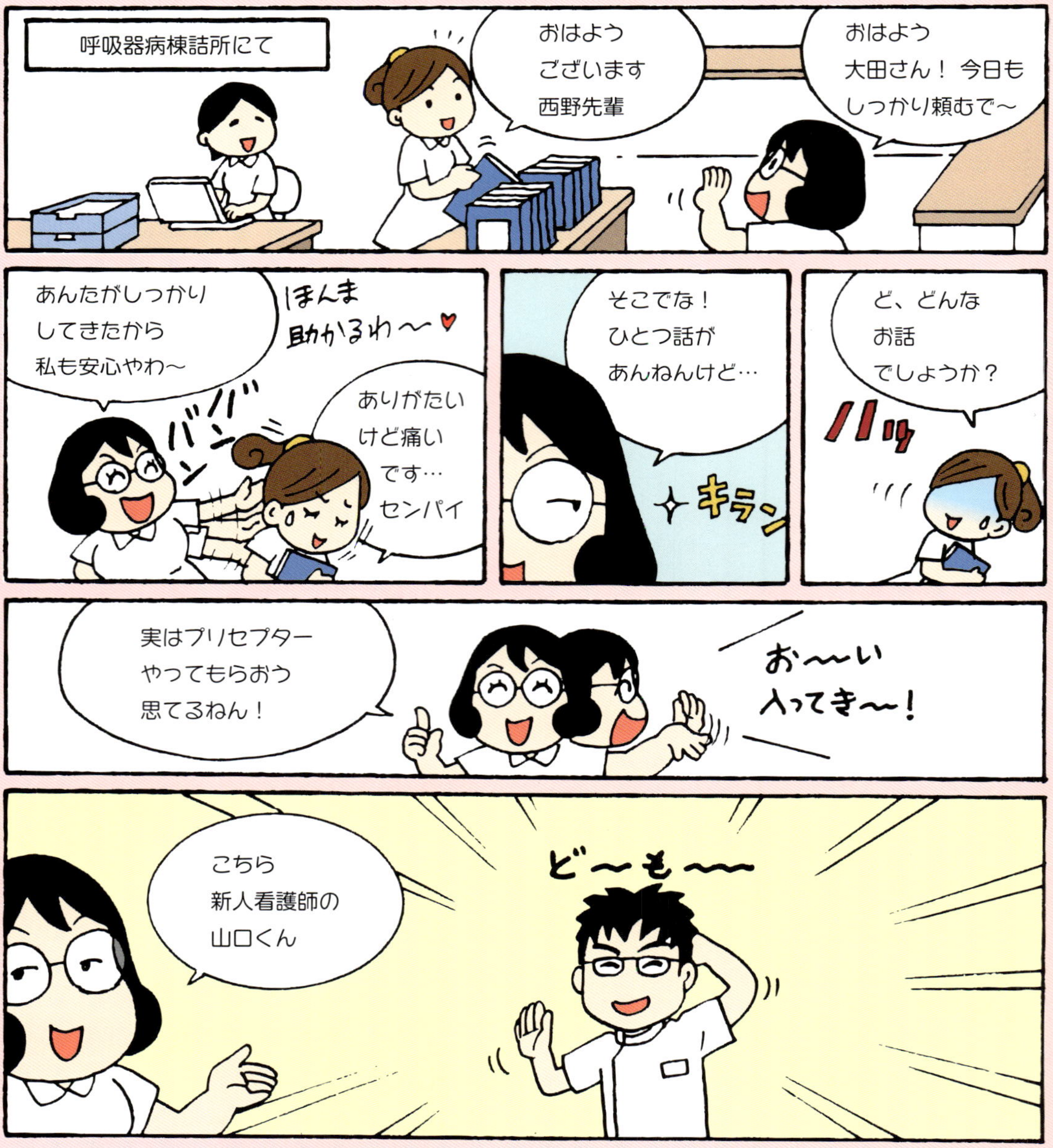

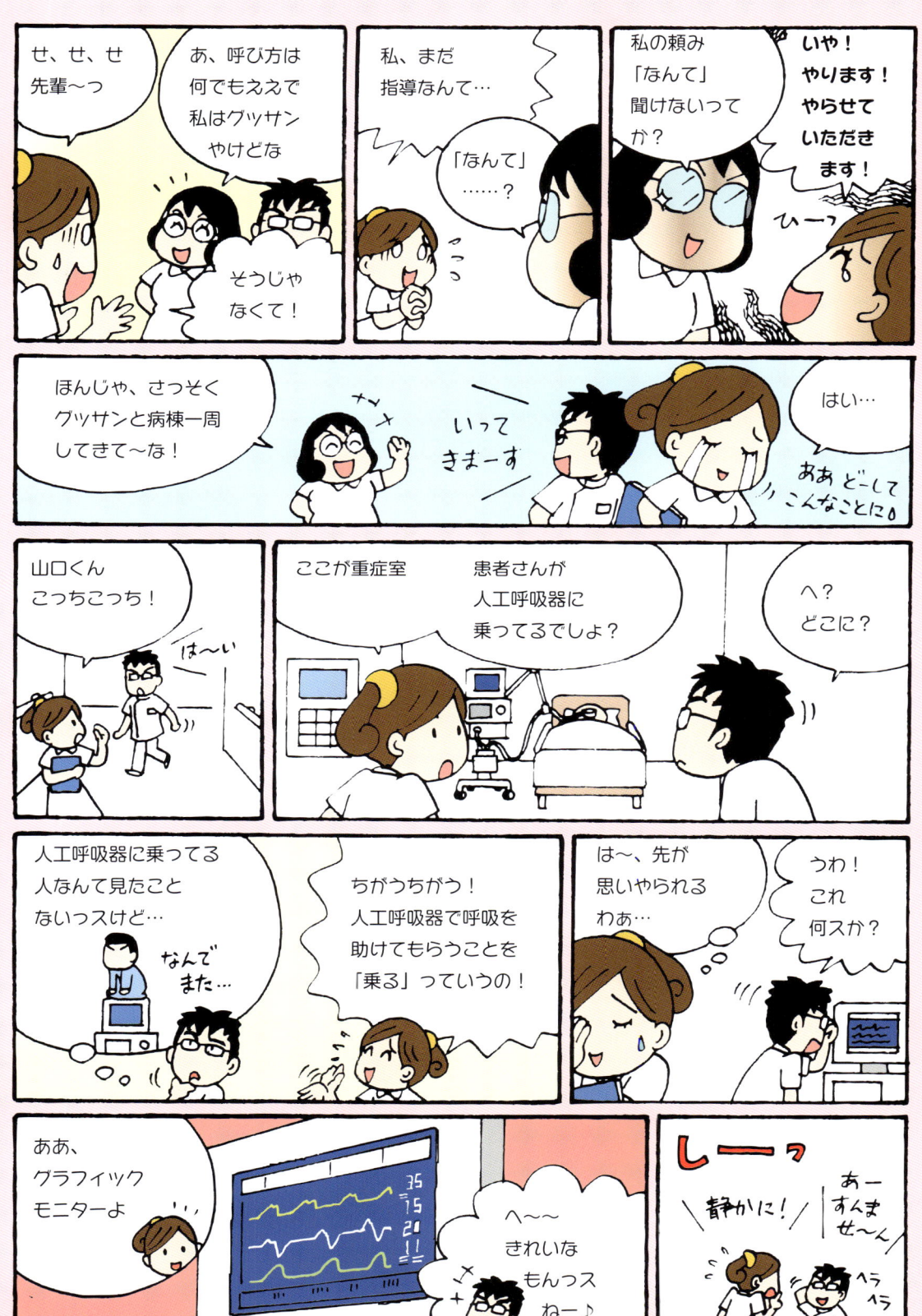

グラフィックモニターとは？

　集中治療室や重症室に入室している患者さんの心電図やパルスオキシメーターをモニターするのは当たり前ですね．不整脈や低酸素血症などの異常を早期に発見するために，なくてはならない大切なモニターです．それと全く同じで，人工呼吸中の患者さんにグラフィックモニターはなくてはならないものになっています．

1 グラフィックモニターって何ですか？

　グラフィックモニターを装備した人工呼吸器が最近普及してきています（写真1）．グラフィックモニターの基本的な機能は，「気道内圧」「流量」「容量（換気量）」の波形を表示することです（図1）．

2 グラフィックモニターの利点は何でしょう？

　グラフィックモニターの利点を図2にまとめました．一回換気量や呼吸数を「点」の情報とすれば，グラフィックモニターは連続した「線」の情報です．アナログタイプの人にはぴったりです．波形パターンから，人工呼吸の問題点を読み取り，よりふさわしい呼吸ケアを導き出すことができます．例えば，患者さんの状態が悪化して，気道内圧が異常に上昇すれば，ひと目でそれを認識できますし，さらにその原因まで推理することが可能です．トラブルの早期発見にも役立ちます．

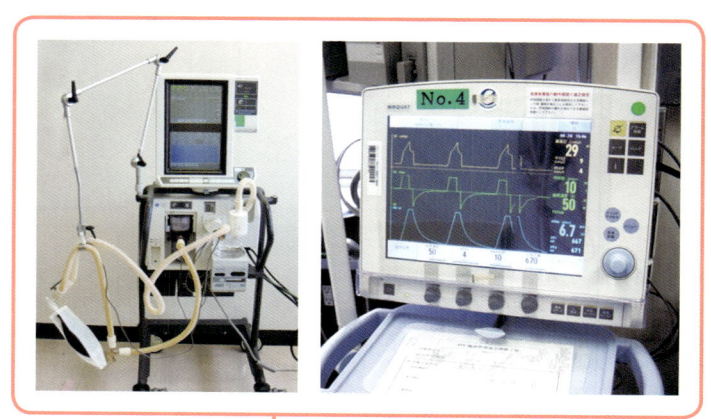

写真1 グラフィックモニター

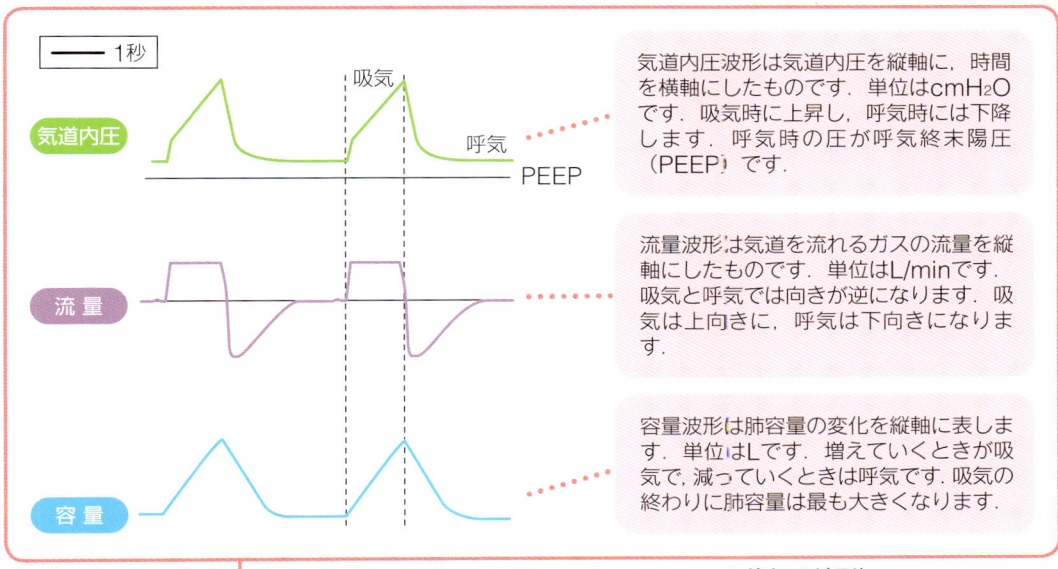

図1 グラフィックモニター（ボリュームコントロール換気の波形）

3 グラフィックモニターをうまく使うにはどうすればよいですか？

　実際に活用するにはある程度の訓練が必要です．「何かおかしい」「いつも見ている波形とどこか違う」と気付くことがとても大事です．異常に気付くアンテナを鋭くするにはどうすればよいかというと……．

● 慣れが必要

　正常のパターンに慣れていれば，簡単に異常に気付くことができるでしょう．

● 波形を大きく表示する

　波形をできるだけ大きく表示しましょう．波形が小さいと，異常を見つけにくいです（図3）．変化や異常をとらえやすいように，波形が大映しになるようにしましょう．離れた所からもしっかり見分けられるようになります．

● 軸の設定をそろえる

　軸の設定をなるべくそろえましょう．気道内圧・流量・容量，時間の軸の設定を，ワン

図2 グラフィックモニターの利点

患者の呼吸状態，人工呼吸器の作動状況を即座に判断できる

① 異常が起こっているか
② 努力呼吸がどうか
③ どんな換気モードか
④ 肺の状態はどうか
⑤ 患者と人工呼吸器がうまく合っているか

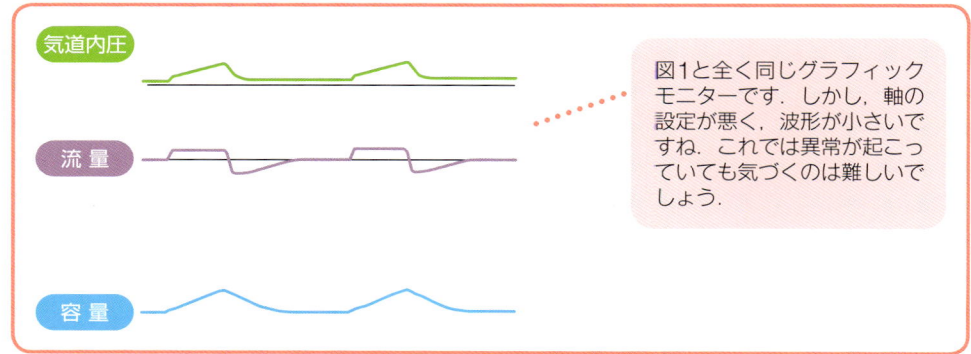

図3 波形が小さすぎると……

　パターンにそろえることで異常がわかりやすくなり，違う患者さんの状態を比較することも可能となります．

　私の勤める集中治療室では，気道内圧30cmH$_2$O，流量60L/min，容量600mL，時間15秒程度となるように軸をそろえています．多くの成人患者さんに当てはまるからです．もちろん，体格の大きな患者さんや，小児の患者さんでは，軸の設定を再調整して，なるべく大きな波形になるようにしています．自動設定してくれる人工呼吸器もありますね．

　次項からは，正常パターン，患者さんや人工呼吸器の異常の実例を通じて，グラフィックモニター波形を読み解く練習をしていきたいと思います．

 へー，おもしろいッスね．いろいろな役割がありますね，グラフィックデザイナーには♪

 ちがーう，グラフィックモニターだっつーの！（はっ！　いけない，つっこんでしまった……）．山口くん，心臓の悪い患者さんで心電図をモニターするのは当たり前よね？

 はい，心電図の授業，結構好きだったッスよ！

 心電図のモニターがあれば，患者さんの状態評価に役立つ不整脈を発見できるでしょ？　それと同じで，グラフィックモニターを使って，人工呼吸中の患者さんを評価したり安全性を高めたりするの．

さすがッスね，トラフィックモニターって！

 グラフィックデザイナーです！……じゃなくて，グラフィックモニター!!

 やだな先輩，つっこむなら正確にやんないと！

 わ～ん！ 西野先輩助けて～!!

 先輩っておもしろいッスね～．

 ……．

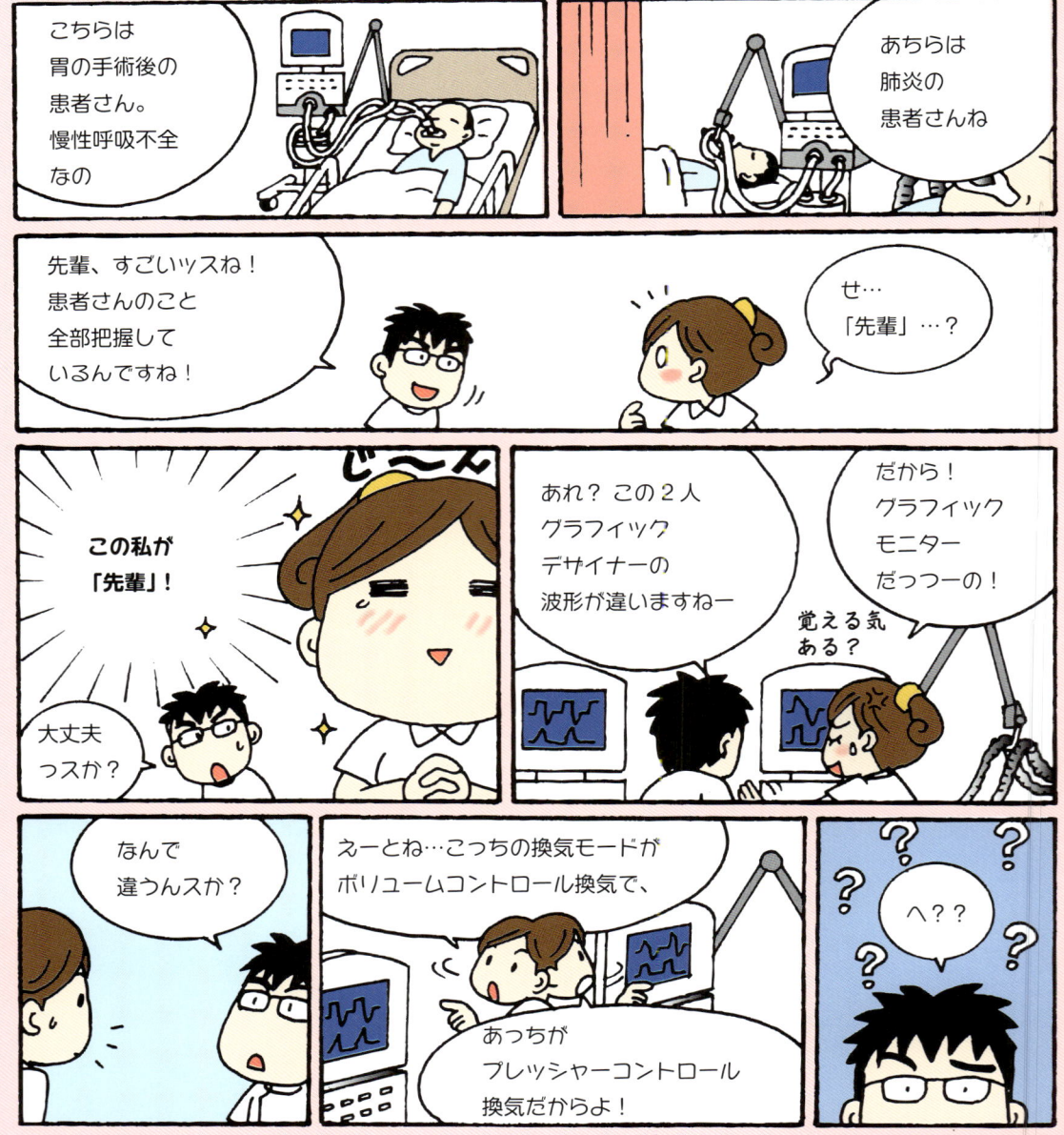

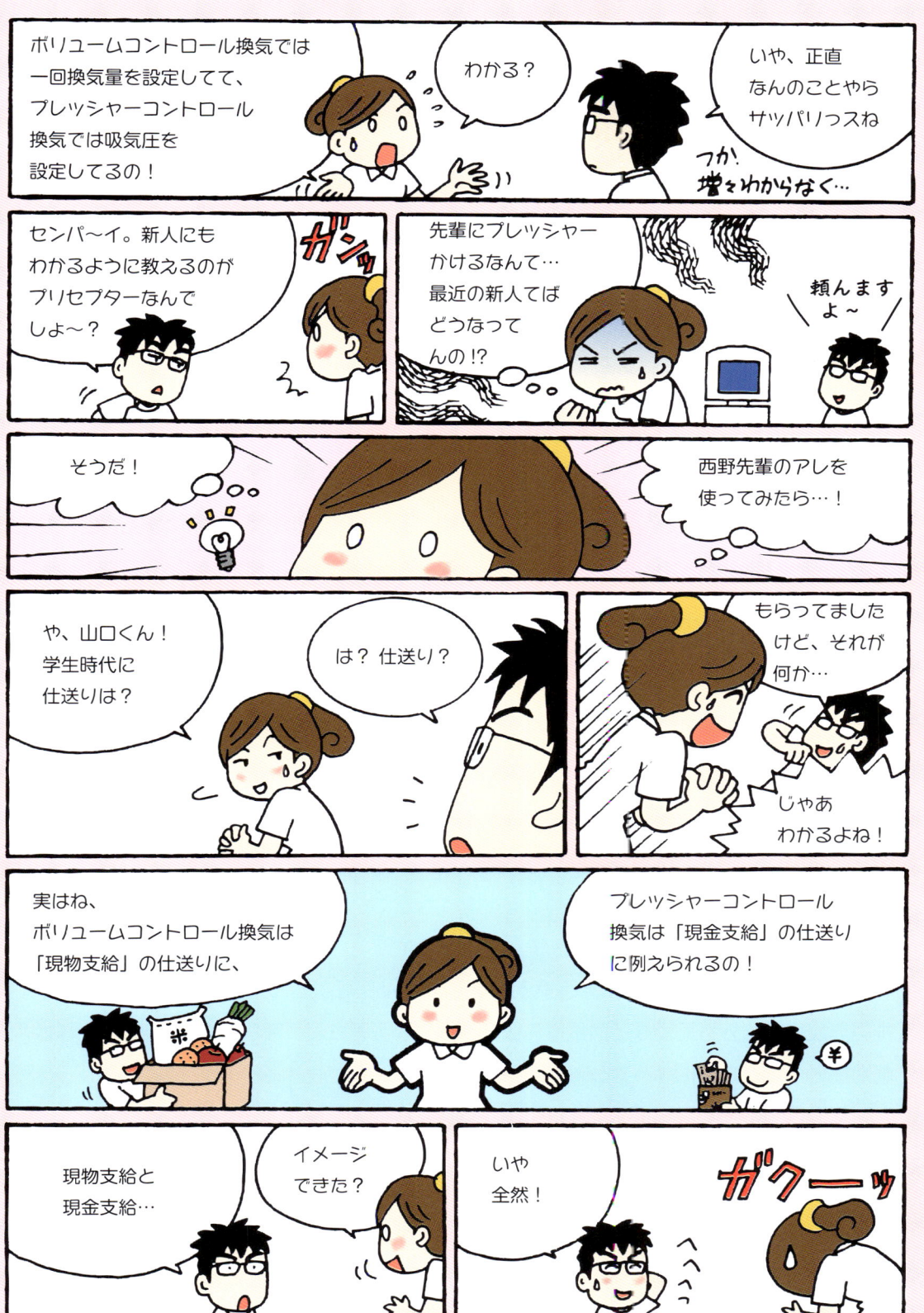

VCVとPCV

　強制換気には2種類あります．一回換気量を規定するボリュームコントロール換気（volume contorolled ventilation；VCV），吸気時の気道内圧を規定するプレッシャーコントロール換気（pressure contorolled ventilation；PCV）の2つです．

1 ボリュームコントロール換気（VCV）

　VCVは一回換気量を規定する換気です．吸気流量として一定パターン（図1）がよく用いられます．流量波形は四角いパターン，気道内圧は右上がりのパターンになります．

●一回換気量の決め方

　一回換気量を決めるには吸気流量や吸気時間などを設定します．例えば吸気流量が一定の30L/min（＝500mL/sec），吸気時間が1秒であれば，一回換気量は500mLとなります（図1）．

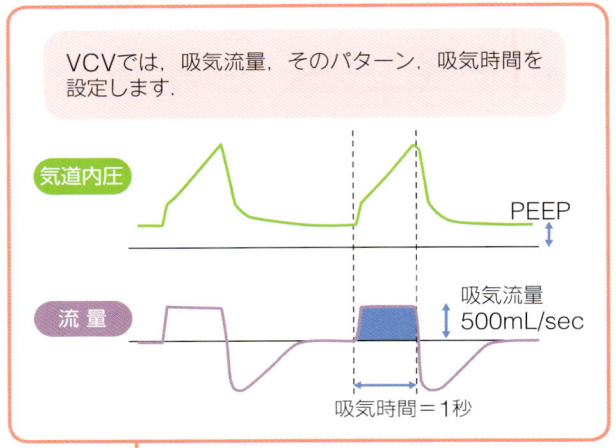

図1 ボリュームコントロール換気（VCV）

ちょうど吸気流量の曲線で囲まれた面積ですね．一回換気量設定の目安は，軽症患者で体重当たり8〜10mL，呼吸不全患者で体重当たり6〜8mLです．呼吸不全患者の量が少ないのは，膨らむことのできる肺胞の数が少なくなっているからです．

●VCVの利点と注意点（表1）

　VCVの利点は一回換気量，分時換気量をしっかり保証できることです．全身麻酔中や神経筋疾患，脳外科術後など換気量の保証が大事な患者さん，呼吸努力があまり強くない軽症患者さんが適応になるでしょう．

　注意点は，気管チューブなどにリークがある場合，換気量が大きく減少してしまうことです．また，喀痰貯留，喘息発作，偏側挿管などが起こって肺や呼吸回路に異常が生じると，気道内圧が著しく上昇してしまいます．したがって，圧の上限アラームは適切に設定しなければなりません．さらに，自発呼吸が強い患者さんとはうまく同調しません．患者さんの吸いたい流量パターンと実際の流量がかけ離れてしまうからです．呼吸が苦しくな

表1 | VCVとPCV

	VCV	PCV
利点	換気量の保証	気道内圧の制限，肺の保護，換気分布改善，同調性
適応	全身麻酔，神経筋疾患，軽症患者	すべての患者．特に呼吸不全，小児
リークがあると…	換気量が減少してしまう	換気量は比較的維持される
注意点	強い自発呼吸とはうまく同調しない．気道内圧モニターが必須	換気量が保証されない．換気量モニターが必須
仕送りに例えると…	生活保証の「現物支給」	自主性重視の「現金支給」

ったり咳嗽を誘発したりするかもしれません．

● プラトー圧

　吸気末ポーズは吸気の終わりに短時間息を止め，肺内のガス分布を改善させようとするものです．このときの気道内圧が「プラトー圧」です．肺が硬い（コンプライアンスが低い）と，最高気道内圧とプラトー圧の両方が高くなります（図2-A）．気道抵抗が高いと，最高気道内圧が高くてもプラトー圧は低いままです（図2-B）．このように，プラトー圧からは肺の状態（肺が硬いか，気道が狭いか）を類推することができます．

2 プレッシャーコントロール換気（PCV）

　PCVは吸気時に一定の気道内圧を保つよう，吸気流量を制御します．吸気時に気道内

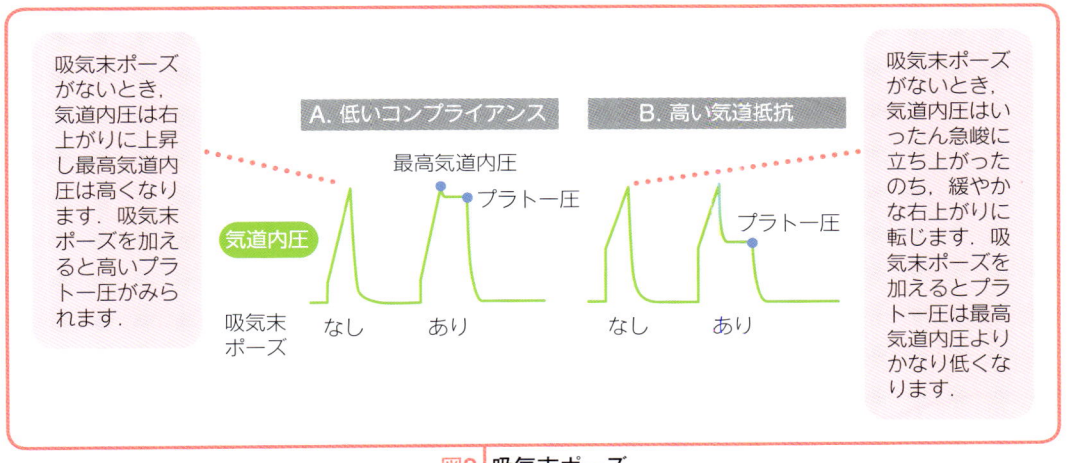

図2 | 吸気末ポーズ

圧を一定に保つので，気道内圧の波形は四角いパターンとなります（図3）．吸気流量は始めに多く徐々に減少し，右下がりの三角パターンとなります．

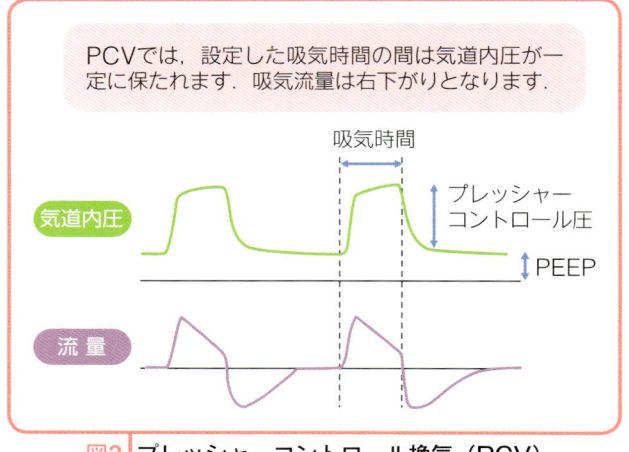

図3 プレッシャーコントロール換気（PCV）

● 一回換気量の決め方

PCVではプレッシャーコントロール圧と吸気時間を設定します．一回換気量はプレッシャーコントロール圧と患者さんの状態で変動します．①プレッシャーコントロール圧を上げる，②肺が柔らかい（コンプライアンスが高い），③気道抵抗が低い，④患者の吸気努力が大きい場合に，一回換気量が大きくなります．目的の一回換気量となるようプレッシャーコントロール圧を選択します．ただし肺を損傷しないよう，最高気道内圧をなるべく30cmH$_2$O以下に抑えましょう．

● PCVの利点と注意点（表1）

PCVの利点は，まず気道内圧を制限できることで，人工呼吸に関連した肺損傷を抑制することが期待されます．特に小児の肺は脆弱なので圧の制限は大切です．次に，病変が不均一に分布している呼吸不全の肺でも，肺胞の良し悪しにかかわらず一定の圧がかかるため換気分布が良くなります．3つ目は，自発呼吸の強い患者でも自発呼吸との同調性が良好に保たれやすいことです．供給される流量パターンが自発呼吸のそれに近いからです．4つ目は，小児ではカフなしの気管チューブを用いることも多く，カフ周囲からリークが生じますが，多少のリークがあってもPCVでは換気量が比較的保たれることです．プレッシャーコントロール圧と肺の状態によって一回換気量がほぼ決まるためです．

注意点は，一回換気量が保証されないことです．したがって換気量をしっかりモニターし，アラームを適切に設定しなければなりません．

● VCVと比べるとPCVの方が利点が多い

PCVの方が利点が多いことに気付きましたか？PCVがVCVに比べて人工呼吸器装着患者さんの予後を改善するとの確証はありませんが，原理的にはPCVが優れています．ということで，私の施設ではPCVをよく使っています．みなさんの施設はどうでしょう？

3 親の仕送り説：VCV＝現物支給，PCV＝現金支給

さて，換気モードを仕送りにこじつけるって，どこかで聞いたことあるような……．人工呼吸は患者さんの呼吸を助け，親の仕送りは子どもの生活を助けます．一回換気量（例えば500mL）を月々の仕送り額（5万円）に例え，呼吸回数（1分に12回）を仕送りの回数（1年に12回）に例えると，人工呼吸と親の仕送りはとても似ていると思いませんか？一回換気量の固定されたVCVは，現物支給の仕送りに似ています．融通が効かず，多すぎても少なすぎてもつらくなるのも共通しています．一方，状態によって一回換気量が変動してくれるPCVは，やりくりの効く現金支給の仕送りに似ていると思います．

 大田くん，えらい熱心に教えてたなー！

 もー大変です……教えるって難し〜．でも先輩のアレ！ 最高ですね．しっかり使わせていただきましたよ．

 そら，おおきに．私が練りに練った「親の仕送り説」や．食いつきよかったやろ？詳しくは「教えて！先輩 換気モードをらくらくマスター 人工呼吸器の基本」参照のこと！ 買ってや〜♪

 きっちり宣伝入れてますね．

 当然や！ そうそう！ アンタには後で請求書まわさんとなぁ．

 え？ 何の？

 「親の仕送り説」の特許使用料や！ 1回5,000円！

 に……2,000円にまけてもらえませんか〜？

 冗談やんかっ！ 本気にすなっ（いくらでも使ってくれたらいいからな，大田さん♪）．

第1部 換気モードをまるっと理解

3 ACVとSIMV

新人教育も，親の仕送りも，換気モードも の巻

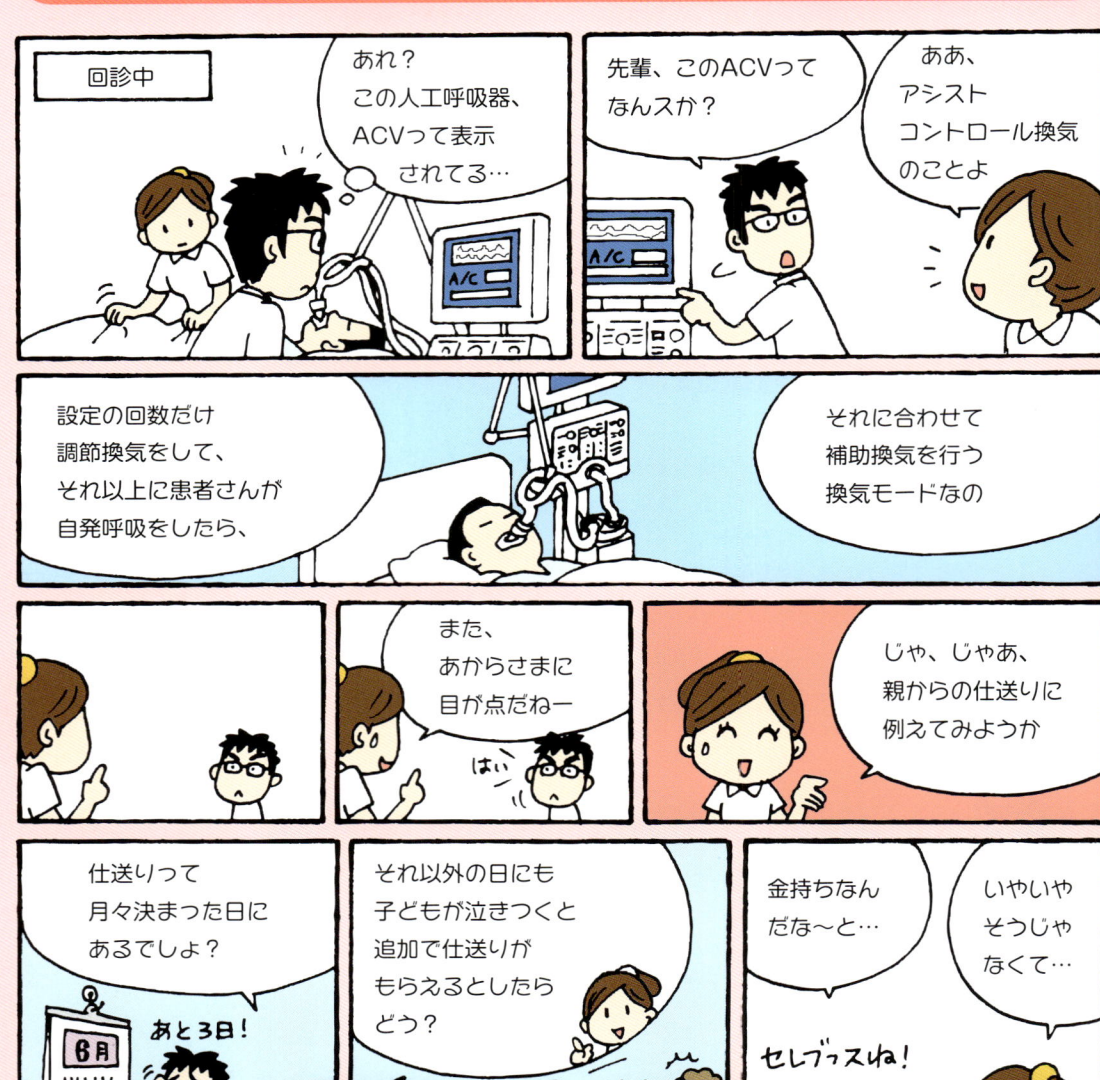

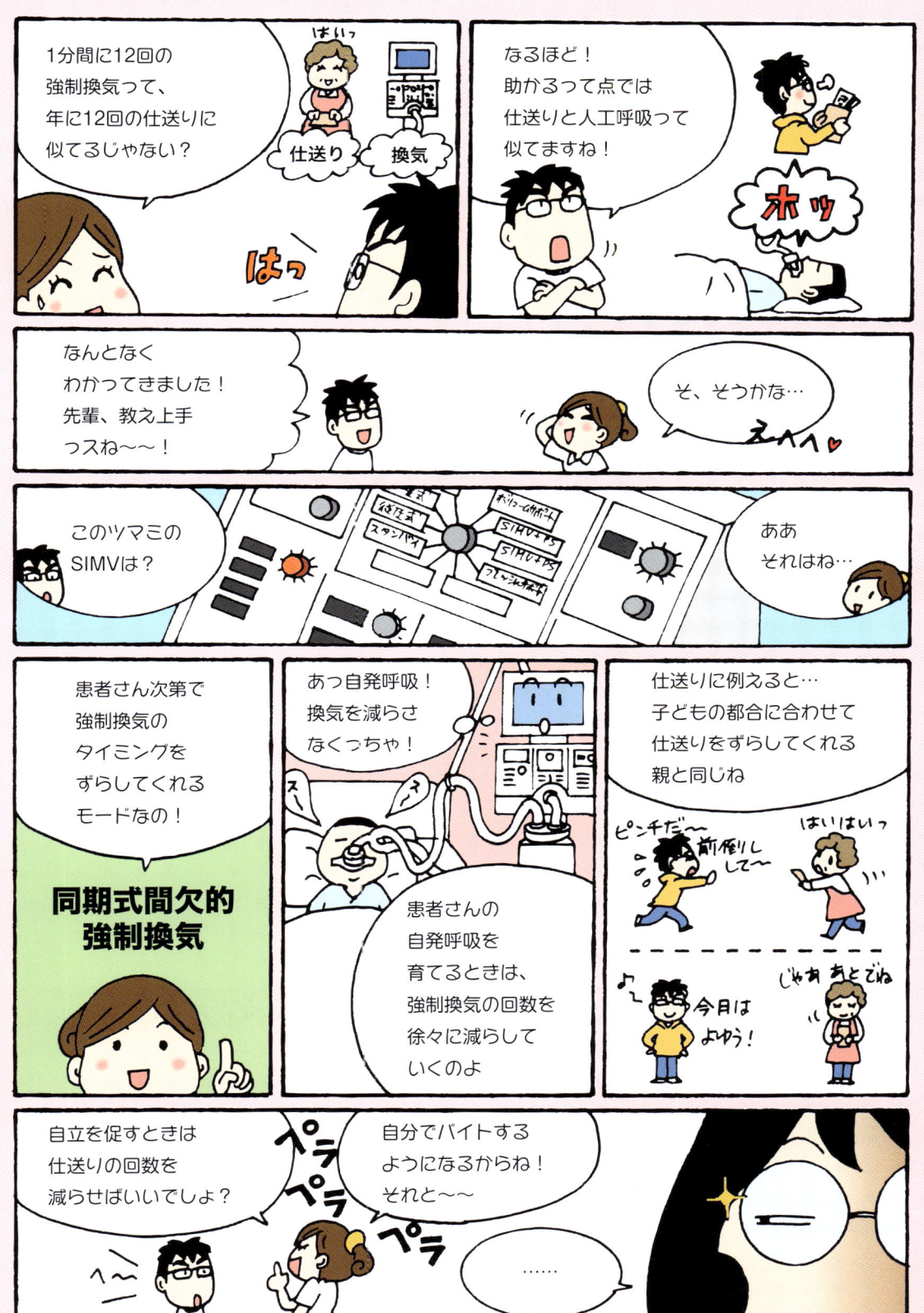

ACVとSIMV

アシストコントロール換気（assist-control ventilation；ACV）と同期式間欠的強制換気（synchronized intermittent mandatory ventilation；SIMV）は，広く用いられている換気モードです．自発呼吸のない患者さんでは，この2つの換気モードは見分けがつきません．自発呼吸に対して「補助するか（ACV）」「補助しないか（SIMV）」で見分けることができます．

1 アシストコントロール換気（ACV）

●どんなモード？

自発呼吸がなければ調節換気（コントロール換気）が行われ，自発呼吸がある場合は，それに同調して補助換気（アシスト換気）が行われます．換気の内容は同じなので，2つを併せて「アシストコントロール」換気と呼びます．

強制換気としてボリュームコントロール換気（VCV），プレッシャーコントロール換気（PCV）のどちらかを選択します．VCVでACVを行えば「VCVを用いたACV」（図1）となり，PCVでACVを行えば「PCVを用いたACV」（図2）となります．呼吸不全の患者さんの一回換気量を少なくすると予後が改善したという有名な研究では，「VCVを用いたACV」が使われていました[1]．私の施設では，同調性の良さと安全性から「PCVを用いたACV」を主に用いています．

●グラフィックモニターの波形

ACVでは，調節換気と補助換気が混じったパターンになります（図1, 2）．自発呼吸が

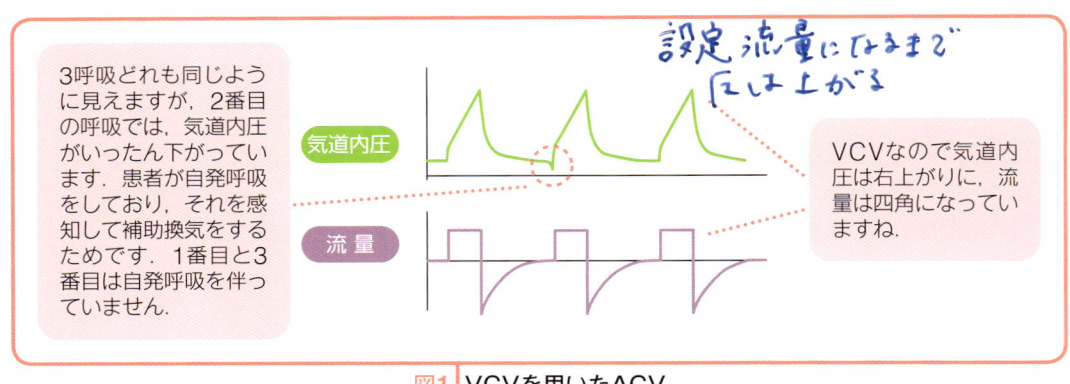

図1 VCVを用いたACV

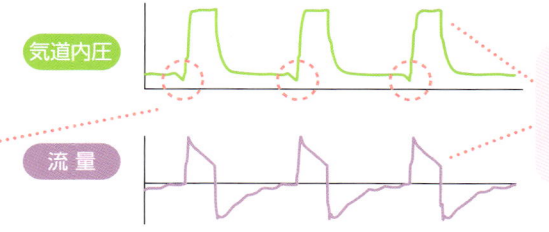

図2 PCVを用いたACV

あるかどうかは，気道内圧の低下と呼吸数から判断できます．自発呼吸のときは，いったん気道内圧が低下します．自発呼吸が感知されるまでガスが来ないので，気道内圧が下がるわけです．実際の呼吸数が設定した換気回数よりも大きいときも，自発呼吸があることを意味します．

● ACVの設定

ACVでは，まず強制換気の内容（VCV，PCV），強制換気回数，トリガー感度を設定します．換気回数が多ければ，患者さんは呼吸努力を止めて完全に人工呼吸器に乗ってしまうかもしれません．人工呼吸器離脱を行う際は，強制換気回数を減らしていくと，あるところで自発呼吸が出現するはずです．

● ACVの利点と注意点（表1）

ACVの利点は換気を保証できる点です．最低でも設定回数の分だけ強制換気が実施さ

表1 ACVとSIMV

	ACV	SIMV
利点	強制換気の設定分は，換気を保証できる	
自発呼吸があると…	自発呼吸に同調して補助換気が行われる	強制換気の合間に自由に自発呼吸ができる
人工呼吸器離脱	段階的な人工呼吸器離脱ができない．別に自発呼吸トライアル（SBT）が必要となる	強制換気回数を下げていくことで，人工呼吸器からの離脱を図る．ただし呼吸補助効果が設定に比例しない
注意点	強制換気としてVCVを用いる際は，強制換気のパターンが患者の需要に合うとは限らない	
仕送りに例えると…	定期的に仕送りを送ってくるが，金が必要と泣きつくたび同額の仕送りをする．超甘い親	定期的に月末の仕送りが基本．不足する分バイトで稼ぐしかないが，泣きつくと仕送りを数日ずらしてくれる親

れますから，無呼吸や低換気になりません．

　しかし，強制換気の内容が患者さんの需要にそぐわないと呼吸が苦しくなります．特にVCVを用いるときに注意します．次に，人工呼吸器からの離脱が難しいことも問題です．患者さんは人工呼吸器をトリガーするだけの努力をすれば，あとは補助換気が行われます．患者さんは楽ができてしまい，呼吸負荷を段階的に増やして患者の呼吸能力を評価するという離脱がやりにくいでしょう．そのため，Tピース法などへ変更し，自発呼吸で十分なガス交換を維持できるか調べる必要があります．

2 同期式間欠的強制換気（SIMV）

● どんなモード？

　強制換気の合間でも患者が自発呼吸をできるモードです．あらかじめ設定した回数分，強制換気を実施します．強制換気のタイミングは一定間隔ではなく，近傍の自発呼吸に同調させてくれるので，違和感が緩和され，気道内圧の上昇も少なくなります．

　強制換気としてVCVかPCVを選択するのはACVと同じです．VCVでSIMVを行えば「VCVを用いたSIMV」（図3）となり，PCVで行えば「PCVを用いたSIMV」となります．

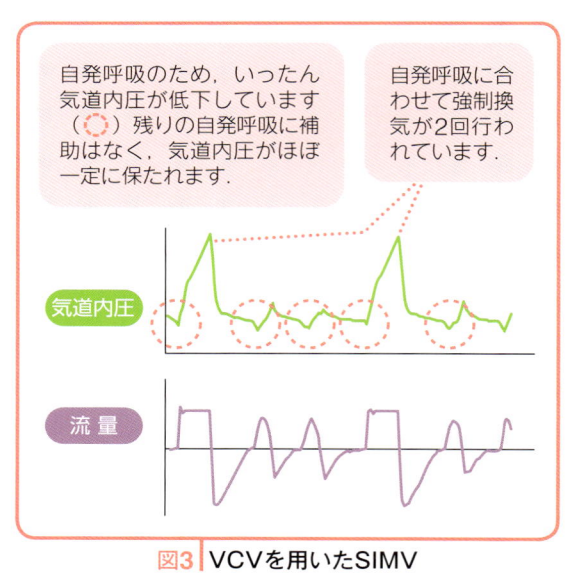

図3 VCVを用いたSIMV

● グラフィックモニターの波形

　SIMVでは，強制換気と自発呼吸が混じったパターンになります．強制換気のときは気道内圧が上昇します．強制換気が自発呼吸に同調して行われれば，いったん気道内圧が低下した後，上昇に転じます．一方，自発呼吸のとき気道内圧はPEEPレベルにとどまります．ただし完全に一定にはならず，気道内圧が吸気時に少し低下し，呼気時に上昇します（図3）．

● SIMVの設定

　ACVの設定と同様，強制換気の内容（VCV，PCV），換気回数，トリガー感度を設定

します．換気回数が多ければ，患者さんは呼吸努力を止めて完全に人工呼吸器に乗ってしまうかもしれません．人工呼吸器離脱を行う際は，強制換気回数を減らしていくと，あるところで自発呼吸が出現してきます．補助が減り自発呼吸の負荷が増えていけば，人工呼吸器から離脱できるわけです．

● **SIMVの利点と注意点**（p.17，表1）

SIMVの利点は換気を保証する点で，最低でも設定回数の分だけ強制換気が実施されます．次に，自発呼吸ができること，自発呼吸を育てていけることが利点です．強制換気回数を減らしていくと自発呼吸回数が増え，患者さんの呼吸仕事量も増えていきます．

注意点についてはACVと同様です．また，呼吸補助効果があまり滑らかではありません．回数を減らすと急に呼吸仕事量が増えていきます．

これらの欠点を補うため，SIMVにプレッシャーサポート換気（pressure support ventilation；PSV）を併用することもよく行われています（図4）．自発呼吸が弱いときはSIMVで換気を保証し，自発呼吸が育ってくれば同調性の良いPSVをメインにしようとするものです．

3 親の仕送り説：ACV＝泣きつかれると仕送りを追加する超甘の親　SIMV＝仕送りの日にちをずらしてくれる親

前項で，一回換気量の固定されたVCVは，親の仕送りに例えると融通の効かない「現物支給」に，一回換気量が変動するPCVはやりくりの効く「現金支給」に似ているとお話ししました（→p.13）．強制換気の始まるタイミングも，仕送りの来るタイミングと似ています．自発呼吸のない患者さんに強制換気を行う場合，「毎月月末に仕送りが来る．

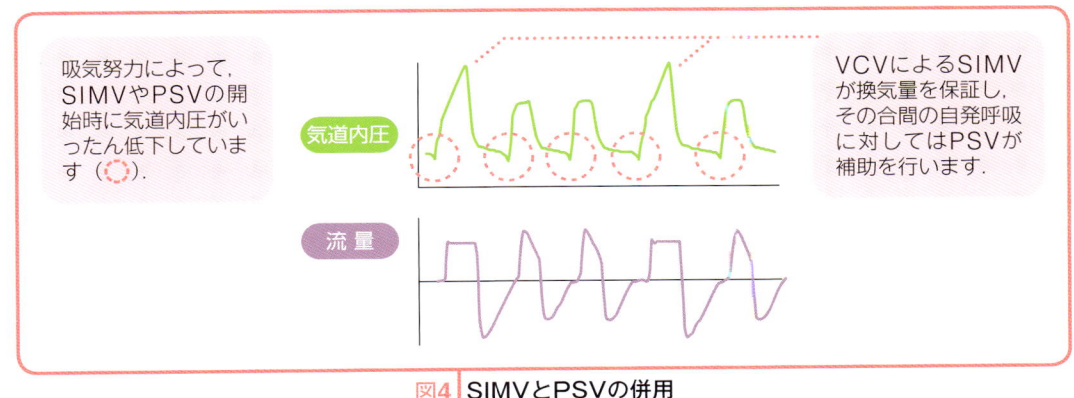

図4 SIMVとPSVの併用

バイト禁止で仕送りだけで生活」と似ています．

　ACVでは自発呼吸がない場合は，あらかじめ設定された回数だけ強制換気が行われます．さらに自発呼吸があれば，自発呼吸に同調して，調節換気と全く同じ補助換気が行われます．これは，「定期的に仕送りを送ってくるが，金が必要と泣きつくたびに同額の仕送りが来る，超甘い親」となります．

　SIMVでも自発呼吸がない場合は，あらかじめ設定された回数だけ強制換気が行われます．自発呼吸があれば，強制換気の間に補助なしで呼吸します．これは，「定期的な月末の仕送りが基本．不足する分をバイトで稼ぐしかないが，泣きつくと仕送りを数日ずらしてくれる親」と似ています．

 おつかれー．先輩ぶりも板についてきたみたいやな．

 ありがとうございます．

 いや，ホンマ感心するわ．でもな，ちょいとやりすぎちゃう？

 すみません．先輩の理論をタダだからってパクリっぱなしで……

 ちがう，ちがう！ 教えすぎとちゃうかって言うてんねん！

 教えすぎ!?

 アンタ，1つ聞かれたら10教えてるやろ？ それって，仕送り説の「超甘な親」と一緒やん！ そのまんまACVやで！

 ガーーーン．い……いっぱい教えてあげようと思ってつい……．

 最初はACVでもええかもしれん．でも，グッサンのためにたまには自分で勉強させんとな．

 それってSIMVみたいな感じですか？

そうそう．

新人教育も，仕送りも，換気モードも，みんな似てるんですね．深いなぁ．

ほんじゃ，こっから先は自分で考えてな！これぞ助言モードSIMVや！

あはは…了解です！

引用・参考文献
1）Ventilation with lower tidal volumes as compared with traditional tidal volumes for acute lung injury and the acute respiratory distress syndrome. The Acute Respiratory Distress Syndrome Network. N Engl J Med. 342（18），2000, 1301-8.

第 **1** 部 換気モードをまるっと理解

4

PSV

親の仕送り説はタダじゃない の巻

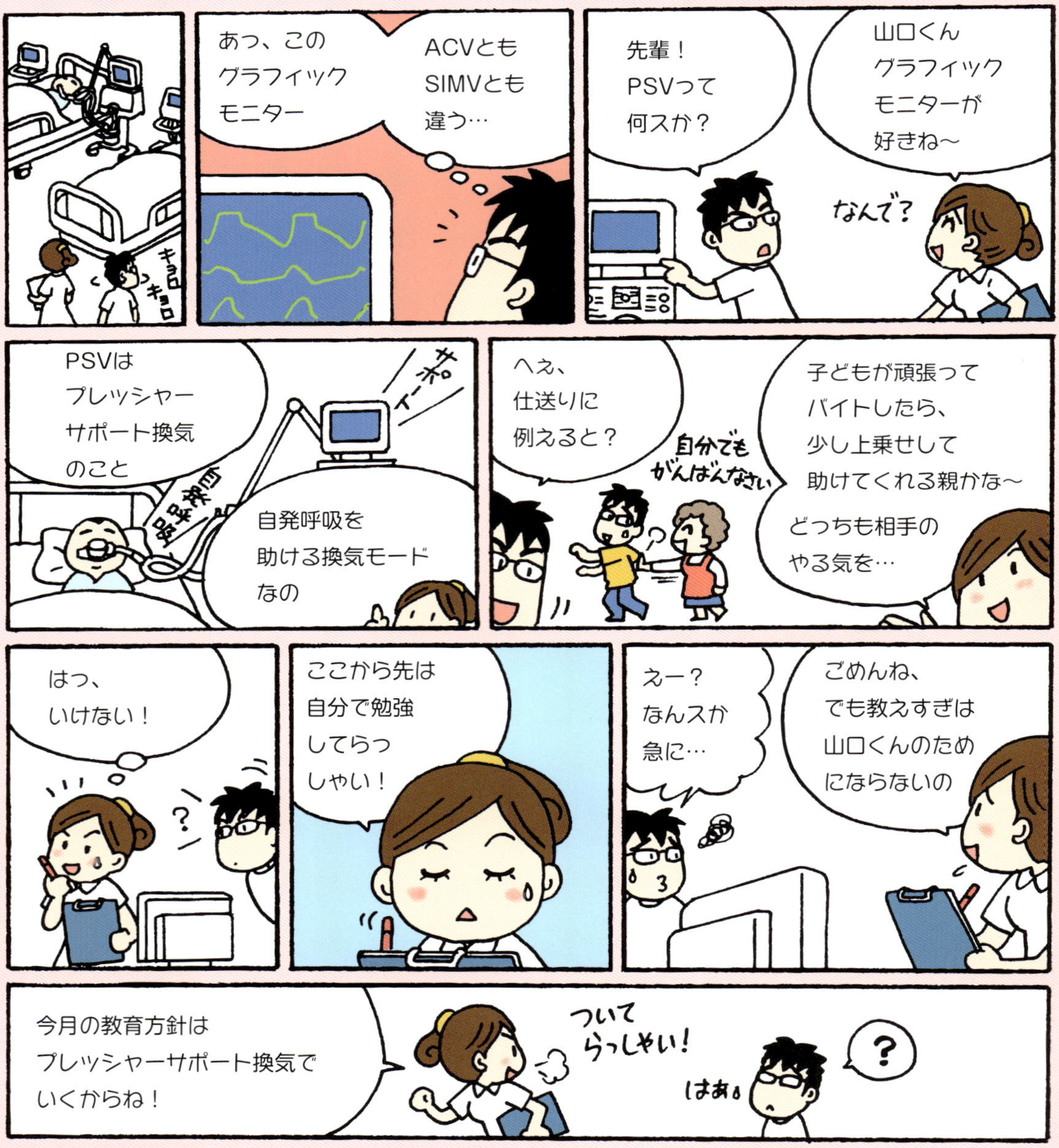

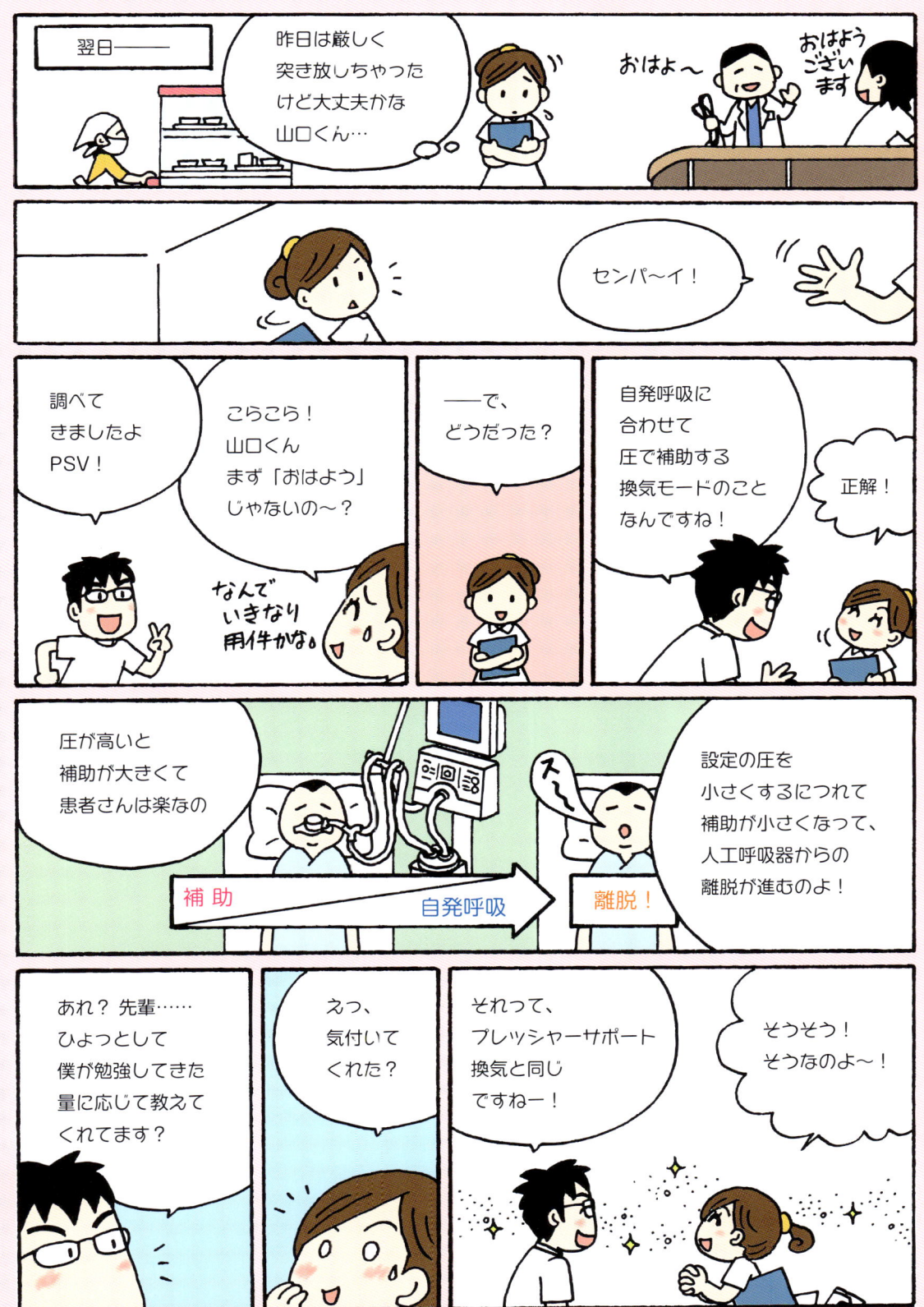

プレッシャーサポート換気（PSV）

1 どんなモード？

プレッシャーサポート換気（pressure support ventilation；PSV）は，自発呼吸に合わせて吸気時に一定の気道内圧をかけて自発呼吸を補助してくれる換気モードです．自発呼吸のある患者さんで広く用いられています．PSVは単独で用いることも，SIMVと併用することも可能です．

2 グラフィックモニターの波形（図1）

PSVには患者さんの自発呼吸が必須です．人工呼吸器が自発呼吸を感知（トリガー）するまで，気道内圧がいったん低下します．その後，一定の気道内圧を保つよう，吸気流量が調節されます．患者の吸気努力が終わるのを感知してプレッシャーサポートも終了します．流量波形は吸気開始とともに急激に増え，その後右下がりに転じ，山型になります．

PSVは自発呼吸の回数だけ起こります．自発呼吸のタイミング，大きさは本来変動するので，PSVのタイミング，吸気時間，一回換気量も不規則になります．

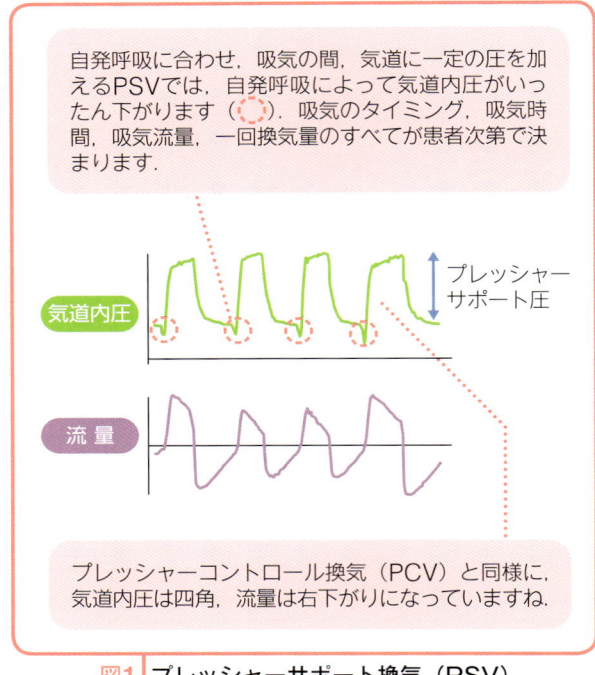

図1 プレッシャーサポート換気（PSV）

呼吸努力が強くなると吸気流量と一回換気量が増大し，トリガー時に気道内圧が低下する度合いも大きくなります（図2）．

3 PSVの設定

酸素濃度やPEEP，トリガー感度を設定するのはほかの換気モードと同じですね．基本

的にはプレッシャーサポート圧を設定するだけですが，新しい機能もあります．

● **プレッシャーサポート圧**

プレッシャーサポート圧を高くすれば換気補助効果が増えます．呼吸不全の患者さんでは，15cmH₂Oを超える設定圧も珍しくありません．気管チューブの抵抗を打ち消すために約5〜8cmH₂Oのプレッシャーサポート圧が必要とされています．

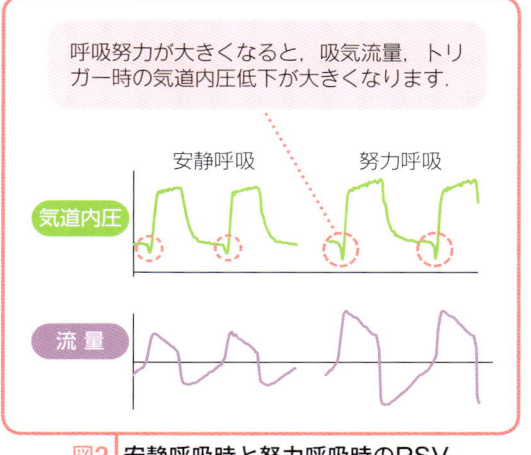

図2　安静呼吸時と努力呼吸時のPSV

● **立ち上がり速度**

設定したプレッシャーサポート圧まで到達する速度を調節する機能です（図3）．立ち上がり速度が速いと，気道内圧が設定値にすばやく到達し呼吸補助効果が増えますが，圧が高くなりすぎたり，咳嗽を誘発したりすることがあります．

● **吸気終了基準**

PSVでは，吸気流量がある値（吸気終了基準）まで低下したときに「吸気が終わった」と判断して，呼気に切り替えます（図4）．従来の人工呼吸器の機種では吸気終了基準が固定されているため，慢性閉塞性肺疾患（COPD）や呼吸不全といった重症例では吸気終了のタイミングがうまく合わないことがありました．吸気終了基準をうまく設定すれば，吸気終了のタイミングが患者さんとぴったり同調します．

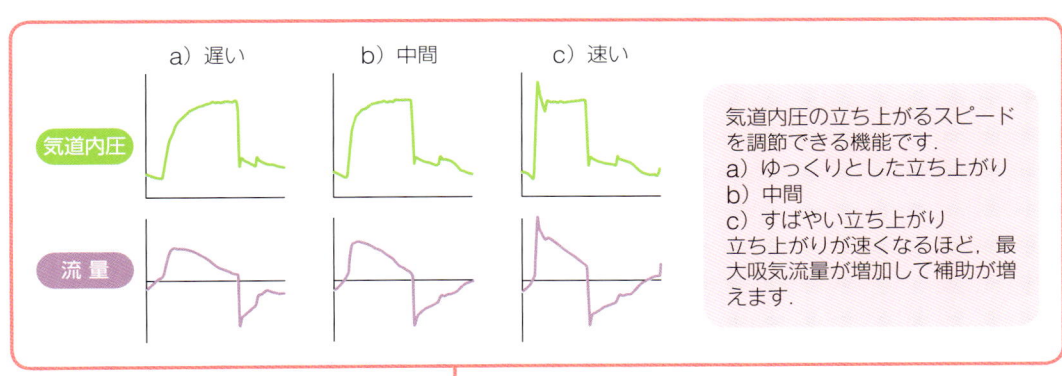

図3　吸気立ち上がり速度

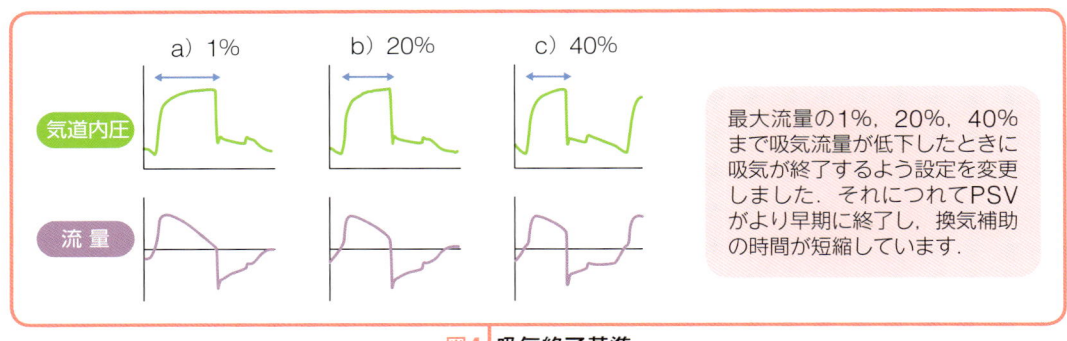

図4 吸気終了基準

4 PSVの利点と注意点

　PSVは自発呼吸との同調性に優れています．吸気の開始，終了，吸気流量，一回換気量が患者サイドで決められるからです．また，呼吸の快適性が増すため，鎮静薬の投与量が少なくて済みます．さらに，呼吸仕事量を調節しやすい利点があります（図5）．プレッシャーサポート圧を上げるにつれて補助が増え，患者さんの呼吸仕事量が減っていきます．逆に，人工呼吸器離脱を行う場合はプレッシャーサポート圧を減らしていき，それにつれて患者さんの呼吸仕事量を増やしていきます．

　注意点として，まず，自発呼吸がない患者さんにはPSVを使用できません．自発呼吸が弱かったり，不安定だったりするときは注意が必要です．そのような場合に備えて，無呼吸アラームと無呼吸時のバックアップ換気を設定しなければなりません．また，換気量が保証されないので，一回換気量や分時換気量にアラームを設定しなければなりません．

　さらに，自発呼吸がないにもかかわらずノイズによって換気補助が誤作動してしまう現象が起こることがあります．例えば，人工呼吸回路内にできた結露が振動することによる誤作動がそれに当たります（図6）．人工呼吸回路や気管チューブのリークによっても誤作

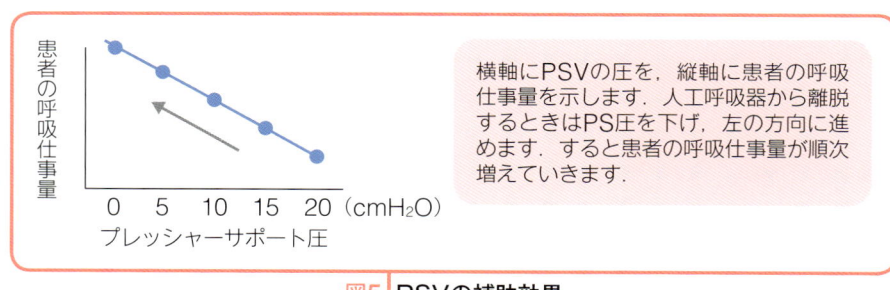

図5 PSVの補助効果

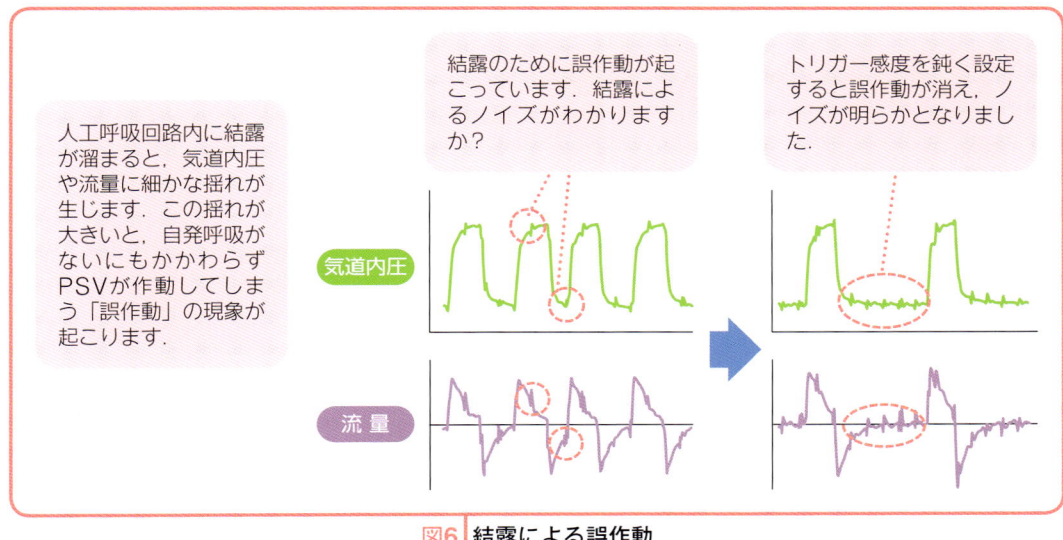

図6 結露による誤作動

動は起こります．対策として，結露やリークなど誤作動を起こす要因を早期に発見して取り除くこと，適切なトリガー感度を設定することなどがあります．

5 親の仕送り説：PSV＝バイトのたびに親が上乗せしてくれる仕送り

　PSVでは自発呼吸に合わせて，一定の圧をかけて呼吸を助けます．仕送りに例えると，定期的な仕送りはなく，子どもがバイトするたびに一定の金額を親が上乗せして援助するのと似ています．

　プレッシャーサポート圧を上げると補助が増え，呼吸は楽になります．バイトに上乗せされる仕送りが増えれば，子どもの生活が楽になるのと似ていますね．

　PSVを用いて人工呼吸器から離脱するときはプレッシャーサポート圧を下げていきます．人工呼吸の補助が減った分，患者さん自身が呼吸仕事量を増やしていきます．最終的には低いプレッシャーサポート圧から抜管を目指します．これを仕送りに例えると，上乗せされる仕送りが減らされたら，子どもはバイトを増やしていくしかありません．最終的に仕送りが少なくても生活できるようになったら，親から自立できたことになります．

ほ〜．新人教育うまくいってるみたいやんか！

 いやー西野主任〜．人工呼吸って，おもしろいっスね〜！

 口のきき方と礼儀は教えてあげてないんやな〜？

 すっ，すみません！ こら，山口くん失礼よ！ そもそもあの理論は先輩が編み出したんだから！ お金にうるさくて一見チャランポランに見えるけど，ほんとはとってもえらい人なのよ！

 気のせいやろか．全然ほめられてる気がせーへんわ……．はい，ここで金にうるさい西野から提案がありまーす．例の特許料の件やねんけど……

 えっ！ 無料って言ってたんじゃないですかっ!?

 はっ，はっ，現金はいらんがなー．人工呼吸器の付いてる患者さんを毎朝チェックして回ってほしいねん！

 毎朝チェック……．

 そう，それが仕送り説の使用料や！

 要は働いて返せってことですねー，きびしいっス！

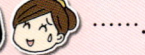 ……．

第 **1** 部 換気モードをまるっと理解

5

APRV

気胸で苦境 の巻

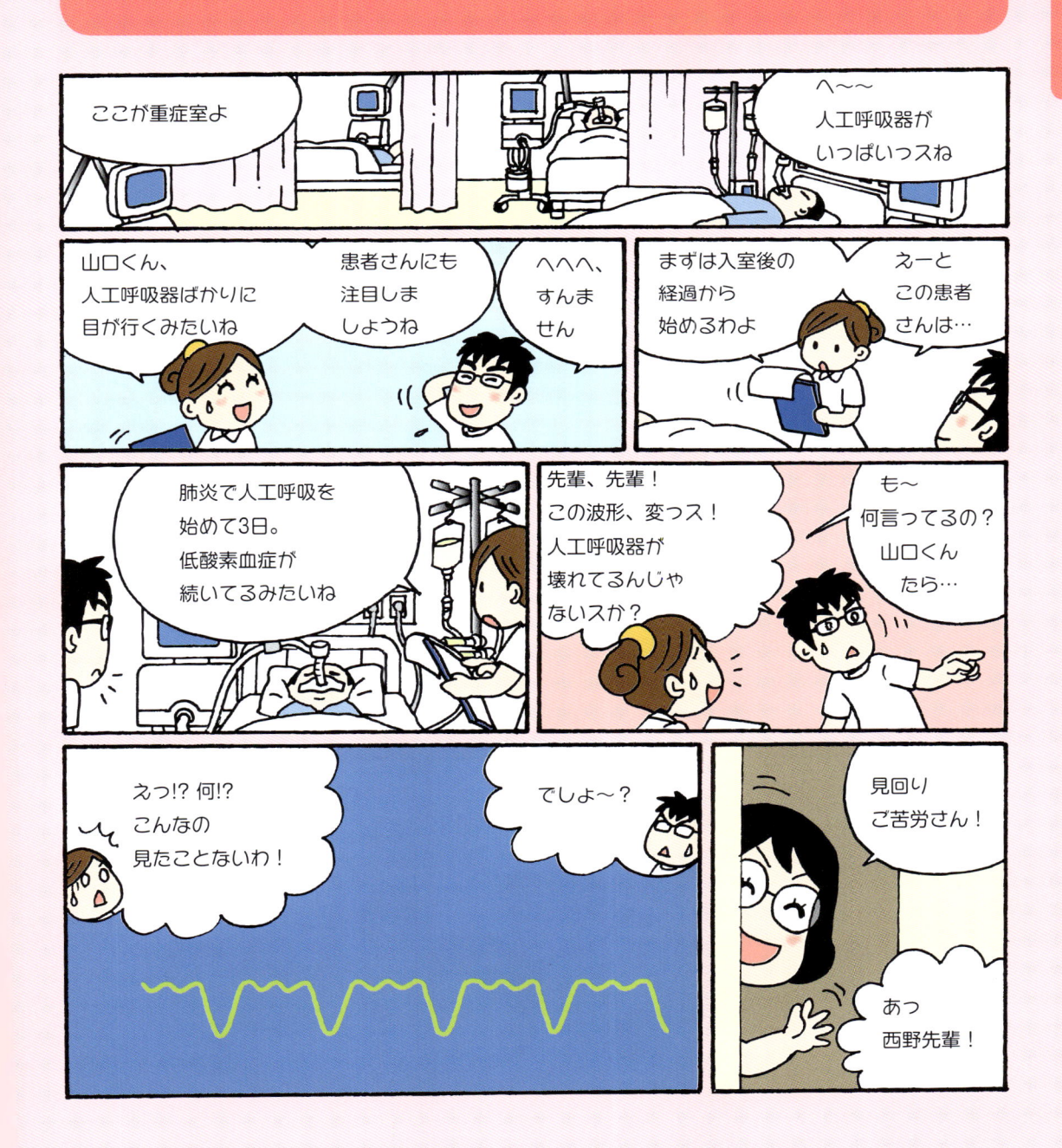

ここが重症室よ

へ〜〜 人工呼吸器がいっぱいっスね

山口くん、人工呼吸器ばかりに目が行くみたいね

患者さんにも注目しましょうね

へへへ、すんません

まずは入室後の経過から始めるわよ

えーとこの患者さんは…

肺炎で人工呼吸を始めて3日。低酸素血症が続いてるみたいね

先輩、先輩！この波形、変っス！人工呼吸器が壊れてるんじゃないスか？

も〜 何言ってるの？山口くんたら…

えっ!? 何!? こんなの見たことないわ！

でしょ〜？

見回りご苦労さん！

あっ 西野先輩！

29

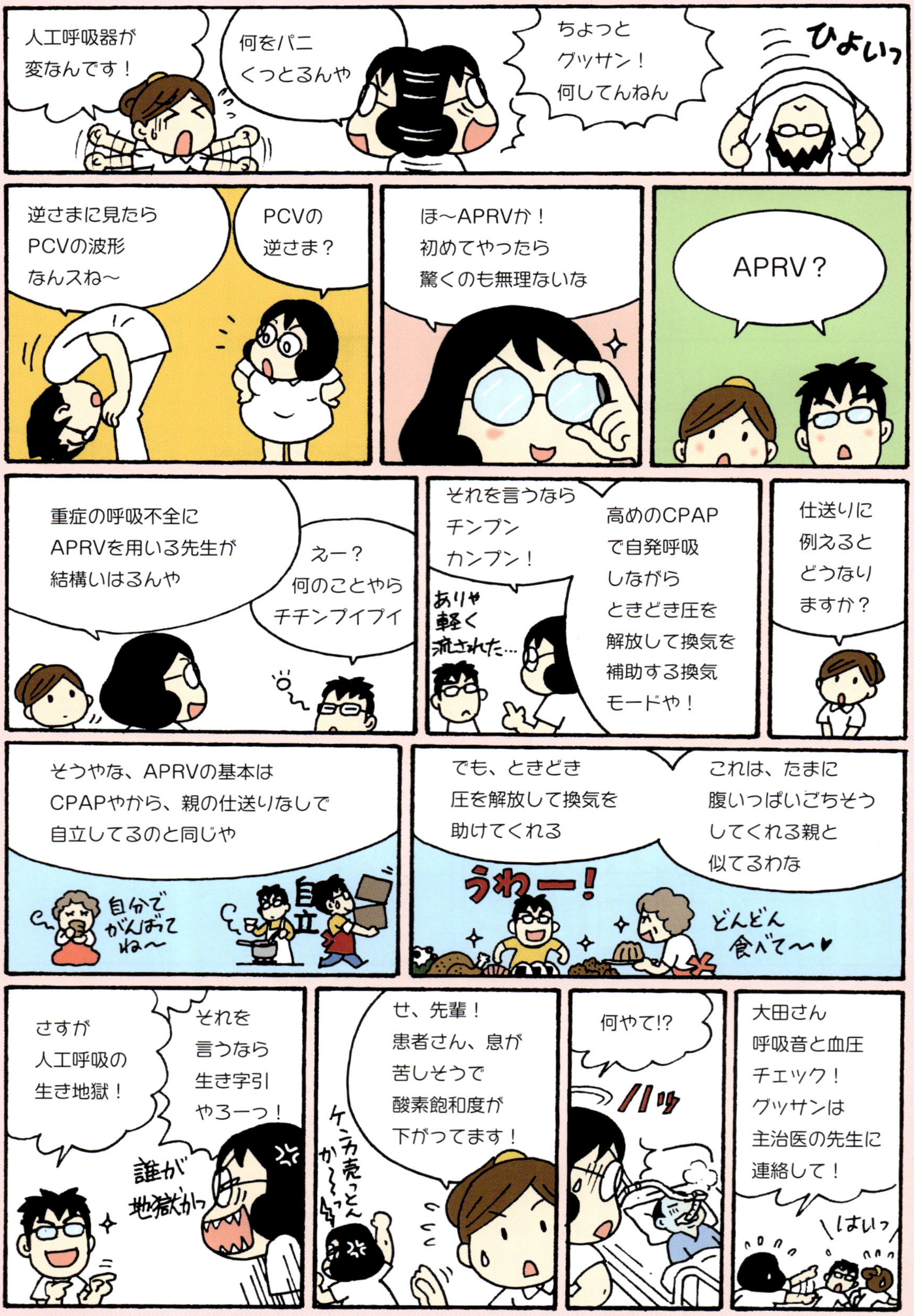
人工呼吸器が変なんです！
何をパニくっとるんや
ちょっとグッサン！何してんねん
ひょいっ
逆さまに見たらPCVの波形なんスね～
PCVの逆さま？
ほ～APRVか！初めてやったら驚くのも無理ないな
APRV？
重症の呼吸不全にAPRVを用いる先生が結構いはるんや
えー？何のことやらチチンプイプイ
それを言うならチンプンカンプン！
ありゃ軽く流された…
高めのCPAPで自発呼吸しながらときどき圧を解放して換気を補助する換気モードや！
仕送りに例えるとどうなりますか？
そうやな、APRVの基本はCPAPやから、親の仕送りなしで自立してるのと同じや
自分でがんばってね～
自立
でも、ときどき圧を解放して換気を助けてくれる
これは、たまに腹いっぱいごちそうしてくれる親と似てるわな
うわー！
どんどん食べて～♥
さすが人工呼吸の生き地獄！
それを言うなら生き字引やろーっ！
誰が地獄かっ
せ、先輩！患者さん、息が苦しそうで酸素飽和度が下がってます！
ケンカ売っとんかぁ～っ
何やて!?
ハッ
大田さん呼吸音と血圧チェック！グッサンは主治医の先生に連絡して！
はいっ

気道内圧解放換気（APRV）

1 どんなモード？

気道内圧解放換気（airway pressure release ventilation；APRV）は持続的気道内陽圧（continuous positive airway pressure；CPAP）の変形です．肺胞虚脱を防ぐため，高めのPEEPのもとで自発呼吸が可能です．さらに気道内圧を短時間解放（リリース）することで，ガス交換を補助します．

APRVは1980年代末に流行りましたが，その後は廃れていました．しかし，最近になって高い気道内圧で肺胞虚脱を予防したり治療したりするコンセプトが重要視され，APRVが見直されました．しかし，本当にほかの換気モードに比べて有効なのかは明らかではありません．APRVの好きな医師がいる一方，懐疑的な医師もいます．そういう私も懐疑的です．ちゃんとした臨床研究が蓄積してくれば，APRVの意義がはっきりしてくるでしょう．

2 グラフィックモニターの波形（図1）

APRVは気道内圧の波形が特徴的です．高めの気道内圧が続き，定期的に低い圧に解放され，すぐ元の圧に戻されます．

高めの気道内圧の際，自発呼吸が可能です．自発呼吸のタイミング，大きさは患者さん次第です．自発呼吸があっても圧は一定に保たれますが，よく見ると，自発呼吸によって

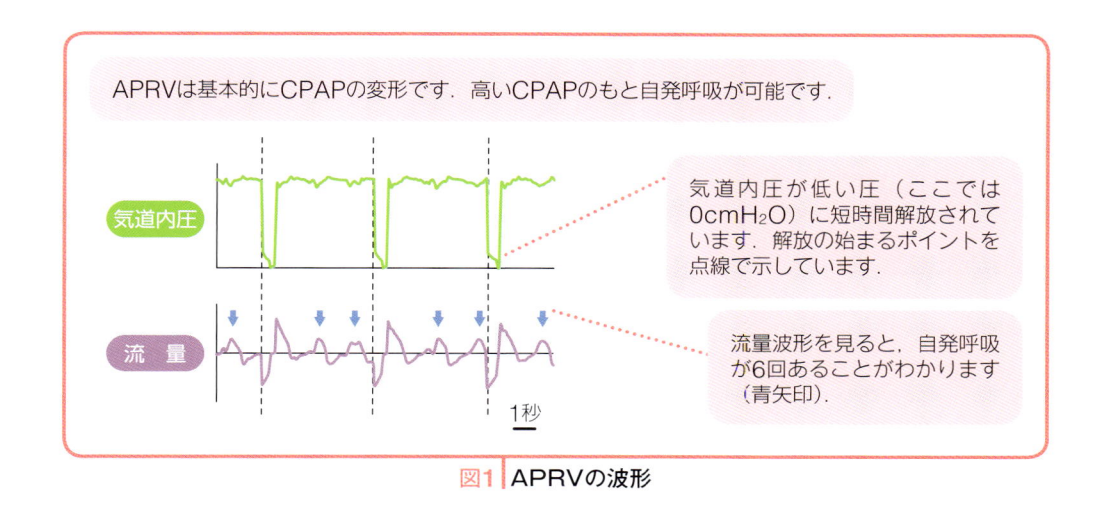

APRVは基本的にCPAPの変形です．高いCPAPのもと自発呼吸が可能です．

気道内圧が低い圧（ここでは0cmH$_2$Oに短時間解放されています．解放の始まるポイントを点線で示しています．

流量波形を見ると，自発呼吸が6回あることがわかります（青矢印）．

図1 APRVの波形

気道内圧が細かく変動しています．

次に流量波形を見ると，自発呼吸による吸気と呼気が生じています．気道内圧が解放されたときに大きな呼気流量が，圧が再上昇するときに大きな吸気流量が生じます．

ここで山口くんがやったように逆立ちしてみましょう．図1の波形を上下逆さまにしてみました（図2）．すると間欠的にプレッシャーコントロール換気（PCV）が行われ，その合間に自発呼吸があるように見えます．すなわちPCVを用いた間欠的強制換気（IMV）と同じ波形ですね．山口くん，意外に鋭い発見をしていたようです．

次に，自発呼吸がないとAPRVはどうなるでしょうか？図1と同じ人工呼吸器設定で，患者の自発呼吸をなくしてみました（図3）．吸気時間の長いPCVと同じ波形になりますね．図1では自発呼吸6回と圧解放による換気3回でしたが，図3では圧解放による換気3回だけとなりました．そうすると換気量が明らかに減ります．後でもお話ししますが，自発呼吸がなくなるとAPRVの利点の多くが失われます．

図1を上下逆さまにしてみました．すると，PCVを用いた間欠的強制換気（IMV）と同じ波形になっています．

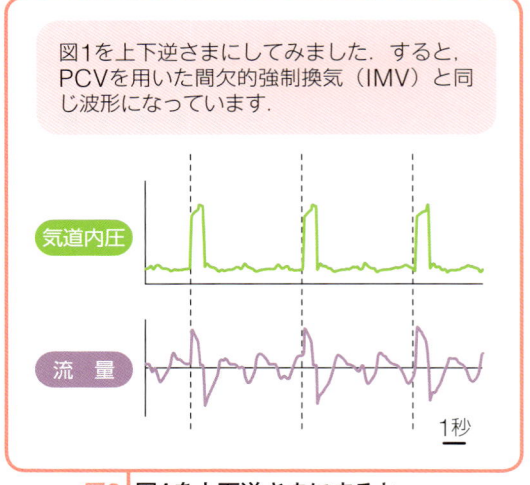

図2 図1を上下逆さまにすると……

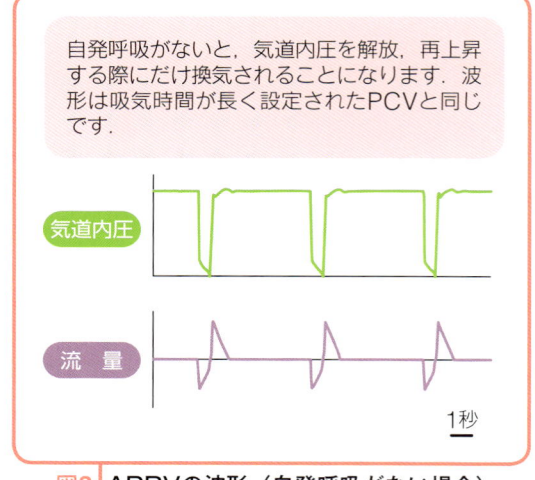

自発呼吸がないと，気道内圧を解放，再上昇する際にだけ換気されることになります．波形は吸気時間が長く設定されたPCVと同じです．

図3 APRVの波形（自発呼吸がない場合）

3 APRVの設定

高い圧とその持続時間，低い圧と解放時間，の計4個を設定します．

● **高い気道内圧と持続時間**

通常15〜25cmH$_2$Oに設定し，最高でも30cmH$_2$O程度とします．肺胞虚脱を防ぐことが目的なので高めのPEEPが必要である一方，高すぎると肺を障害してしまうためです．

持続時間は4〜6秒程度とすることが多いです.

● **低い気道内圧と解放時間**

短時間，圧を解放し元の圧に戻すときに，換気が補助されます．通常，解放圧は0cmH₂O，解放時間は0.2〜0.8秒程度に設定されます．肺胞が完全に虚脱するのを防ぐため，短時間の解放とします．

解放時間が長すぎると呼気流量がゼロまで減少し，肺胞が虚脱してしまいます．そこで，呼気流量波形を観察し，呼気流量がゼロにならない程度に解放時間を設定する方法もあります．

4 APRVの利点と注意点（表1）

高いCPAPが適切に設定できれば，肺胞虚脱を減少させ，酸素化の改善が期待されます．また，CPAPですので自発呼吸との同調性は良いはずです．自発呼吸が温存されていれば換気量が維持され，換気血流比の改善も期待できます．さらに，吸気努力により胸腔内が陰圧に揺れるため，静脈還流が促進され，血圧や心拍出量など循環動態が比較的安定するはずです．

注意点として，自発呼吸に対する補助は圧解放のときしかないので，呼吸仕事量や呼吸困難感が増える可能性が挙げられます．また，肺損傷の可能性が否定できません．特に吸

表1 APRVの利点と注意点

	自発呼吸があるとき	自発呼吸がないとき
自発呼吸のタイミング	・高いCPAPのもと自由に自発呼吸できる ・圧解放・再上昇に同調して自発呼吸することは可能	
利点	・肺胞虚脱を防ぐ ・自発呼吸との同調性が良い ・換気量が維持されやすい ・換気血流比が改善する ・循環動態が安定しやすい	・肺胞虚脱を防ぐ ・肺の過膨張が起こりにくい
注意点	・呼吸努力，呼吸困難感が増える ・吸気努力が強いと肺の過膨張が起こり得る	・換気量が不足しやすい ・換気血流比が悪化する ・循環動態が不安定となる
仕送りに例えると…	仕送りなし，バイトで生活 たまに親が腹いっぱいごちそうしてくれる	仕送りなし，バイトなし たまに親が腹いっぱい食べさせてくれるのが頼り

気努力が大きいと，気道内圧は一定でも，肺胞の外側（胸腔内圧）が陰圧になり，肺が膨張しすぎてしまいます．

また，自発呼吸がないと，換気量の維持，換気血流比の改善，循環動態への好影響などのAPRVの利点が消失します．さらに，APRVのままで人工呼吸器から離脱するのは難しく，通常の換気モードへ切り替えなければなりません．

5 怖い合併症，気胸

この患者さんは気胸を起こしていました．人工呼吸中の合併症で，気胸は最も怖いものの一つです．何らかの原因で肺胞が破れると，空気が間質へ漏れ出て，縦隔気腫や皮下気腫を起こし，空気が胸腔に漏れれば気胸となります．気胸が起こると著明な低酸素血症，低換気に陥り，緊張性気胸では循環も破綻します．

気胸は人工呼吸中にいつ起こっても不思議ではありません．APRVのように気道内圧が高く設定された換気モードや重症の呼吸不全，患者さんの呼吸と人工呼吸器がうまく同調していないときに起こりやすいと考えられます．気胸を早期発見できるよう身体所見に注意しましょう．

6 親の仕送り説：APRV＝基本仕送りなし，たまにごちそう

APRVではCPAPのもと自発呼吸をしており，プレッシャーサポート換気（PSV）のような換気補助はありません．親の仕送りに例えると，定期的な仕送りがないためバイトに精を出す子どもと似ています．

たまに気道圧を解放して再上昇する際に，一気に換気を助けます．これは，たまに大盤振る舞いのごちそうをしてくれる親と似ています．解放時間はごく短いので，時間制限のあるバイキングみたいですね．

> 大田さん，助かったわ．早く気付いてよかったけど，気胸が起こるとはびっくりや．

> 大田先輩，ぼそぼそ……（キキョウって何スか？）．

🧑‍🦰 肺が破れて胸腔に空気が溜まることよ．

👨 へー，本物を初めて見たっス．

👩 気胸は人工呼吸で怖い合併症や．しっかり勉強して，早期発見できるようになろか．

👧 かっこよかったです，さっきの先輩．それにAPRVも知ってらっしゃるなんて……．

👨 生き地獄っス．

👴 生き字引！

👩 本当に勉強になりました．けど，いろいろありすぎて整理が追い付きません．

👩 よし，まとめるで．APRVの話が「佳境」に入って，「気胸」になったら，「苦境」になったちゅうわけや．どや，うまいやろ？

👨 オヤジギャグ……やっぱり，生き地獄っス．

第 **1** 部　換気モードをまるっと理解

6 NPPV

アナがあったら入りたい の巻

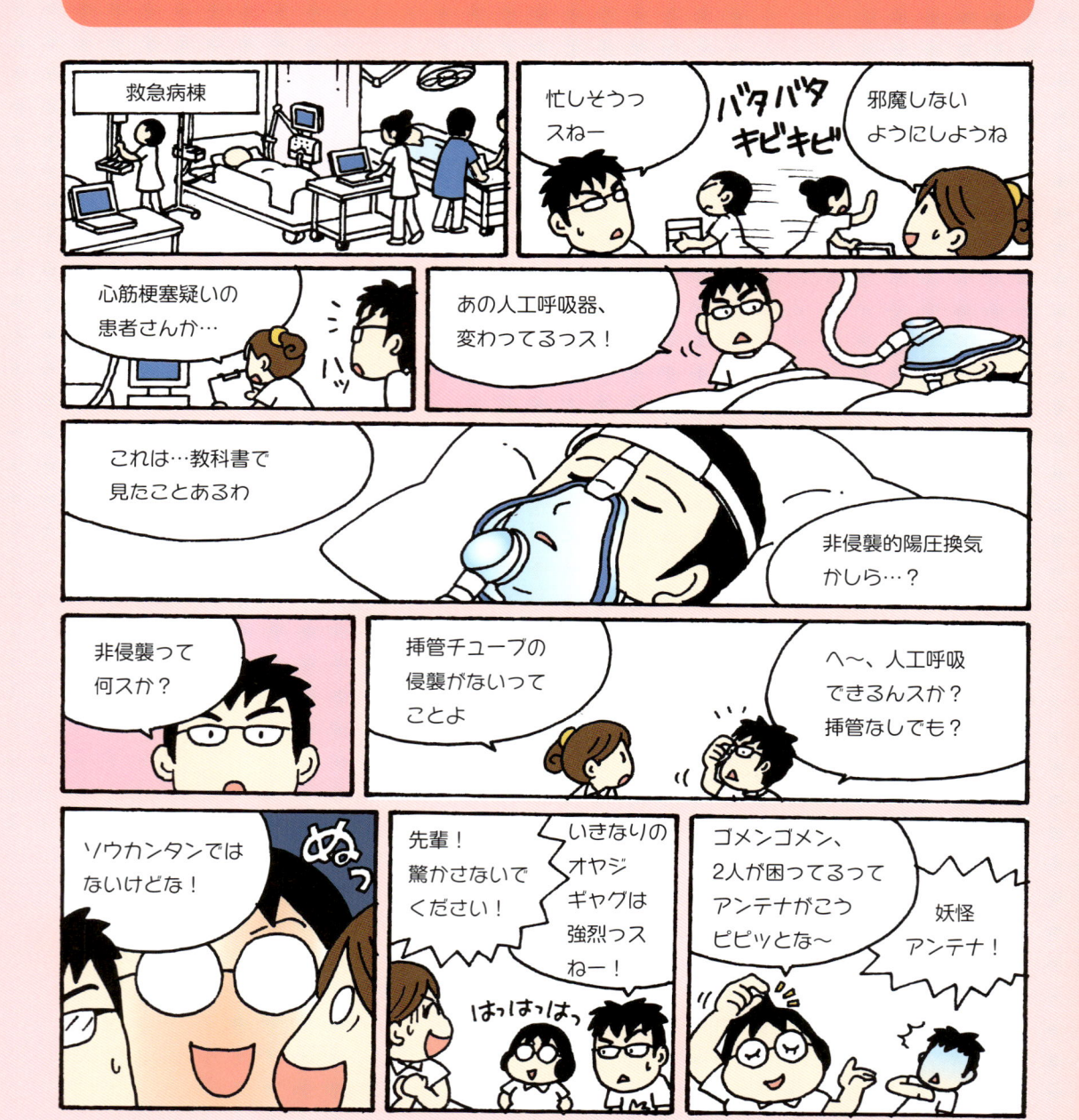

救急病棟

忙しそうっスねー

バタバタ キビキビ

邪魔しないようにしようね

心筋梗塞疑いの患者さんか…

あの人工呼吸器、変わってるっス！

これは…教科書で見たことあるわ

非侵襲的陽圧換気かしら…？

非侵襲って何スか？

挿管チューブの侵襲がないってことよ

へ〜、人工呼吸できるんスか？挿管なしでも？

ソウカンタンではないけどな！

ぬっ

先輩！驚かさないでください！

いきなりのオヤジギャグは強烈っスねー！

はっはっはっ

ゴメンゴメン、2人が困ってるってアンテナがこうピピッとな〜

妖怪アンテナ！

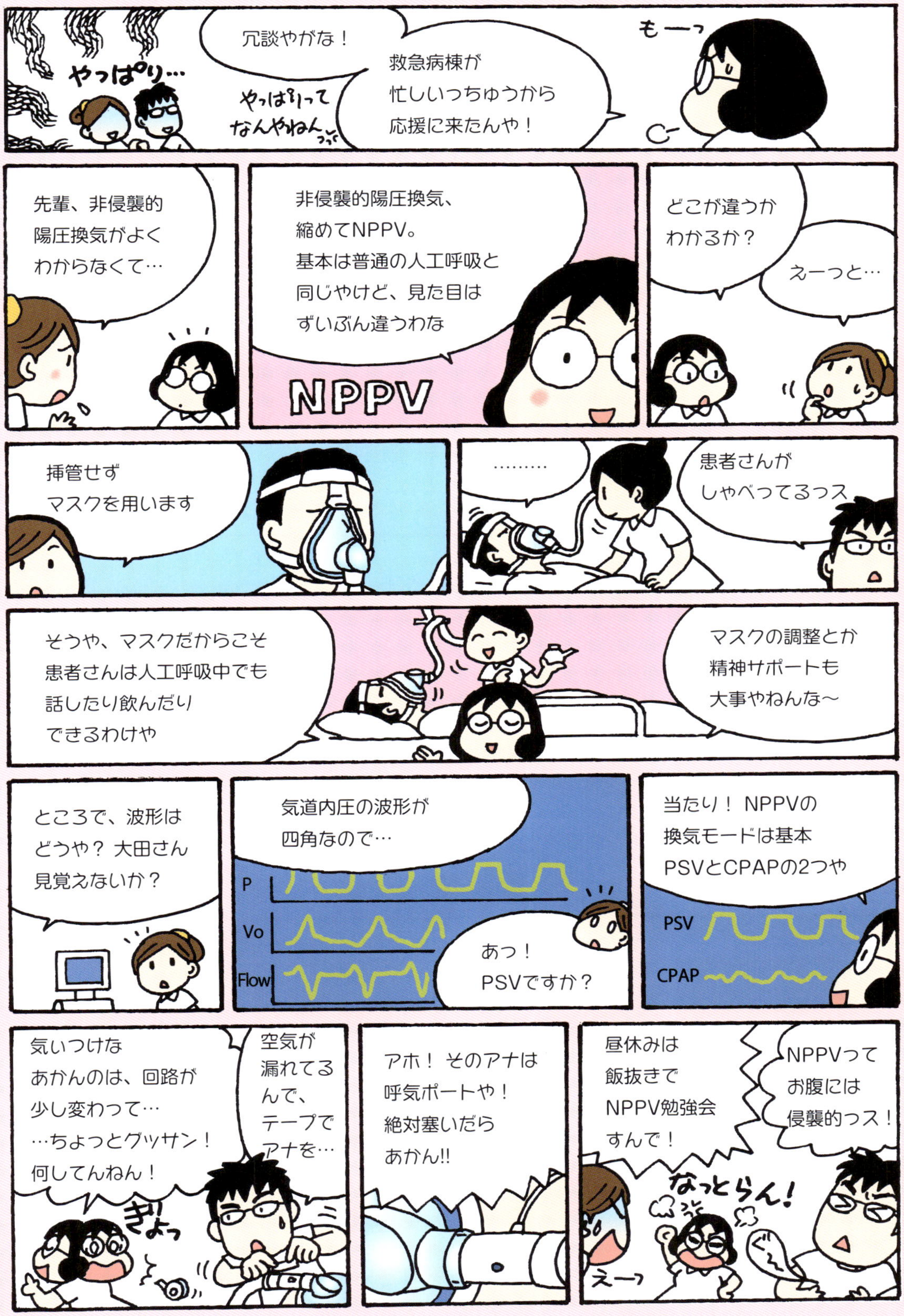
やっぱり…
冗談やがな！
やっぱりってなんやねん
救急病棟が忙しいっちゅうから応援に来たんや！
もーっ
先輩、非侵襲的陽圧換気がよくわからなくて…
非侵襲的陽圧換気、縮めてNPPV。基本は普通の人工呼吸と同じやけど、見た目はずいぶん違うわな
NPPV
どこが違うかわかるか？
えーっと…
挿管せずマスクを用います
………
患者さんがしゃべってるっス
そうや、マスクだからこそ患者さんは人工呼吸中でも話したり飲んだりできるわけや
マスクの調整とか精神サポートも大事やねんな〜
ところで、波形はどうや？ 大田さん見覚えないか？
気道内圧の波形が四角なので…
P
Vo
Flow
あっ！ PSVですか？
当たり！ NPPVの換気モードは基本PSVとCPAPの2つや
PSV
CPAP
気いつけなあかんのは、回路が少し変わって… …ちょっとグッサン！ 何してんねん！
ぎょっ
空気が漏れてるんで、テープでアナを…
アホ！ そのアナは呼気ポートや！ 絶対塞いだらあかん!!
昼休みは飯抜きでNPPV勉強会すんで！
NPPVってお腹には侵襲的っス！
なっとらん！
えーっ

非侵襲的陽圧換気（NPPV）

1 NPPVって何？

　非侵襲的陽圧換気（non-invasive positive pressure ventilation；NPPV）は，気管挿管や気管切開などの侵襲的手段を用いずに，鼻や口にマスクを着用して行う人工呼吸療法です．NPPV用の専用機が使いやすく性能も優れていますが，最近のICU用人工呼吸器にはNPPVモードを搭載したものも出てきました．マスクには，鼻を覆う鼻マスク，鼻と口の両方を覆う顔マスクとキャップ付き顔マスク，顔全体を覆うトータル顔マスクがあります（写真1）．急性疾患では顔マスクがよく用いられ，慢性期の患者さんでは鼻マスクがよく用いられます．

　NPPVの適応となる病態は増えており，私の勤務施設でもNPPVの症例数が着実に増加しています（図1）．有効性がしっかり証明されている病態は，慢性閉塞性肺疾患（COPD）の急性増悪，心原性肺水腫，免疫不全患者の呼吸不全です．有効である可能性のある病態

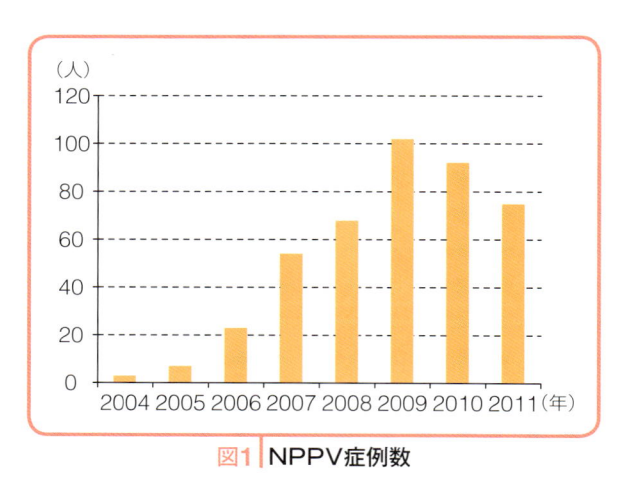

図1 NPPV症例数

徳島大学病院ICUの，年間NPPV症例数です．NPPVが着実に増えているのがわかると思います．

①鼻マスク　②顔マスク　③キャップ付き顔マスク　④トータル顔マスク

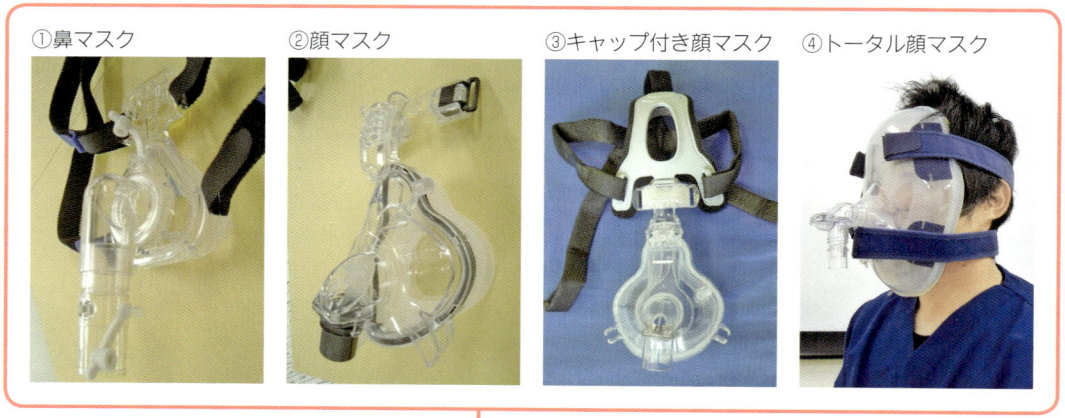

写真1 NPPVのマスク

は，抜管直後の呼吸不全，抜管促進のための補助手段，挿管拒否の意思表示がされた呼吸不全などです．

2 グラフィックモニターの波形

NPPVで用いられる主な換気モードは，プレッシャーサポート換気（PSV）と持続的気道内陽圧（CPAP）の2つです．

PSVは「S/Tモード」とも呼ばれます．Sは自発呼吸（Spontaneous breath）から，Tは一定時間ごと（Time）に補助されることから命名されました．PSVでは吸気努力の間は一定の気道内圧が保たれます(図2)．流量波形は，吸気開始とともに急激に増え，その後右下がりに転じ，山型になります．PSVのタイミング，吸気時間，一回換気量は患者次第で，不規則になります．

CPAPでは，患者さんの呼吸に合わせて流量を増減し気道内圧を一定に保ちます(図3)．

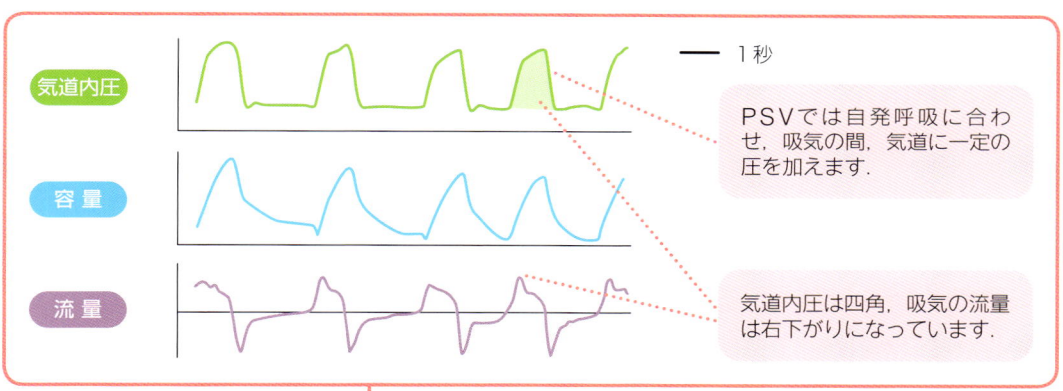

PSVでは自発呼吸に合わせ，吸気の間，気道に一定の圧を加えます．

気道内圧は四角，吸気の流量は右下がりになっています．

図2 プレッシャーサポート換気（PSV）

CPAPでは少し変動はあるものの，気道内圧は一定に保たれます．

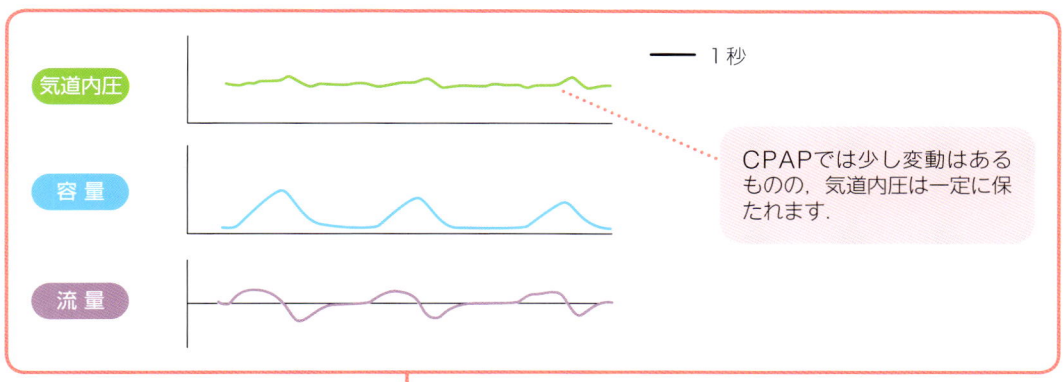

図3 持続的気道内陽圧（CPAP）

自発呼吸主体の換気モードで，肺容量を増やすことにより間接的に呼吸を補助します．

3 NPPVの設定

　NPPV専用機ではトリガー感度の設定はありません．マスクや人工呼吸回路からリークがあることを前提とし，リークの量を自動的に推測し，患者さんの吸気努力と区別してくれるからです．

　PSVの場合は，プレッシャーサポート圧を直接設定しません．その代わりに，上の気道内圧（inspiratory positive airway pressure；IPAP，気道内吸気陽圧）と下の気道内圧（expiratory positive airway pressure；EPAP，気道内呼気陽圧）を設定します．この差がプレッシャーサポート圧に相当します．プレッシャーサポート圧を高くすれば換気補助効果が増え，患者さんの呼吸仕事量が軽減されます．

4 NPPVの利点と注意点

　NPPVの最大の利点は気管挿管をしないことです．開始，離脱が簡単で，間欠的な補助が可能となります．気管挿管に伴う外傷や循環動態の変動を避け，気管挿管に伴う苦痛もないので，鎮静量を減量できるはずです．会話ができることや，嚥下機能を残せることもストレス軽減に役立ってくれます．上気道の防御反応の保たれた患者では，気管チューブに関連した肺炎を抑制することも期待されます．

　注意点として，まず患者さんの協力が必須です．気道が確保されないので，ショックや心停止などの緊急事態での使用は避けるべきでしょう．気道と食道の分離が不十分なため，呑気や誤嚥を起こす可能性があります．上気道に問題のある場合や，自己排痰がうまくできない場合には，窒息の危険に注意しなければなりません．

　NPPVはれっきとした人工呼吸です．NPPVが実施されるのは救急外来や集中治療室，一般病棟ですが，マンパワーとモニター設備の整った場所で行われるべきです．例えばマスクが外れるようなことが起こると，一気に低酸素血症になりますので注意が必要です．また，気管挿管のタイミングを逃し，NPPVのまま粘りすぎてしまうと，状態の悪化に気付かないことがあります．

5 看護師の役割

　NPPVでは看護師の役割が非常に大きいです（表1）．マスクの選択，マスクの適正な保

持，装着後の看護がNPPVの成功の鍵となるからです．マスクでびらんや褥瘡を起こさないよう皮膚保護材を貼付したり，定期的にマスクを外して皮膚の観察を行ったり，マスク密着部を清拭したりして清潔保持に努めましょう．バイタルサインの観察はもちろん，リーク，患者さんの精神状態，体動を細かく観察するとともに，患者さんを励まし，マスク装着を微調整し，口腔ケアを定時的に実施するなど，細かい看護が期待されます．NPPVをあきらめる際にも看護師からの情報はとても大切です．

表1 | NPPV中の看護師の役割

①病状，NPPVの必要性を説明し，時に励まし，コミュニケーションを取る
②楽な姿勢，体位がとれるよう援助
③適切なマスクの選択
④呼吸状態や循環動態の観察
⑤排痰，呼吸理学療法
⑥マスクフィッティングの調整
⑦口腔ケア
⑧皮膚障害の対策
⑨異常の早期発見

6 呼気ポートは塞ぐな

山口くんは呼気ポートを閉じようとして，西野主任から大目玉をくらってしまいました．NPPV専用の人工呼吸器では，一本の呼吸回路を通じて吸気と呼気の両方を行います（図4）．呼気時には，呼気中の二酸化炭素ガス（図4の青丸）がマスクや呼吸回路に吐き出されます．呼気ポートはその二酸化炭素ガスを外へ逃がすためのもので，マスク直近のコネクターやマスクそのものに開けられたアナです．

呼気ポートを閉じてしまうとどうなるでしょうか？ 患者は自分の吐いた呼気ガス，二

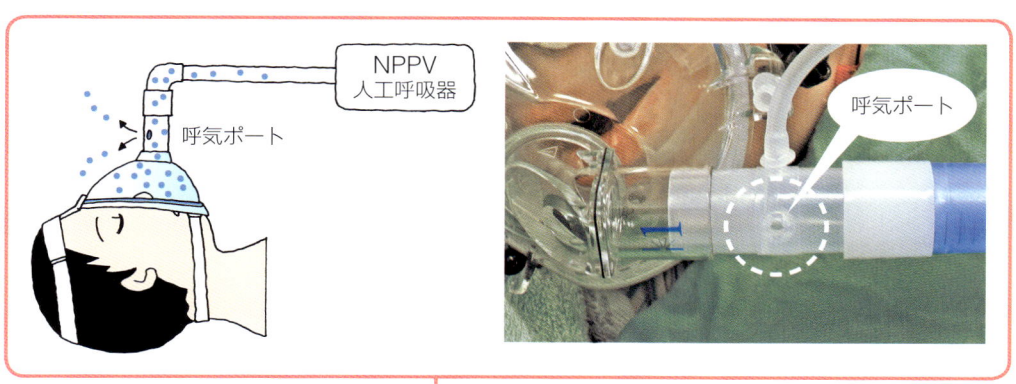

図4 | 呼気ポートの役割

呼気ポートはマスク直近のコネクター，またはマスクそのものに開いたアナです．NPPV専用呼吸器では一本の呼吸回路を通じて吸気と呼気の両方を行います．呼気時には，呼気中の二酸化炭素ガス（青丸）がマスクや呼吸回路に吐き出されます．呼気ポートがその二酸化炭素ガスを外へ逃がします．
もし呼気ポートを閉じてしまうと，呼気ガスをもう一度吸うことになり，血中の二酸化炭素分圧が上昇します．

酸化炭素をもう一度吸う（再呼吸）ことになります．そのため血中の二酸化炭素分圧が急激に上昇し，呼吸が苦しくなります．呼気ポートは誤って閉じてしまうことのないように形が工夫されていますが……山口くん，やってしまいました．西野主任が怒るのもごもっともですね．

（勉強会の後……）

- ○○病院でもNPPV例が増えてきてるらしいで．
- すごい人気っス．
- いろんな患者さんで役立ってるんですね．
- ほかの人工呼吸より簡単みたいっス．
- それはちゃうな．NPPVもれっきとした人工呼吸や．ええ加減な気持ちやったら，痛い目に遭うでぇ．大事なアナを誰かが塞ぐかもしれんしなあ……ジロッ．
- ヒャッ!! 孔があったら入りたいっス……．

おまけコラム

PAV
努力に比例して補助する？の巻

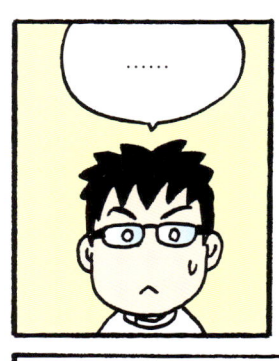

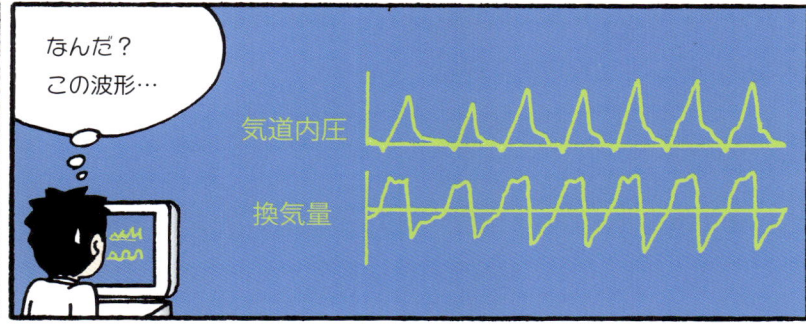

……

なんだ？この波形…

気道内圧
換気量

ほ〜〜 PAVやな
波形が変わってるから
固まっちゃうんも
無理ないか…

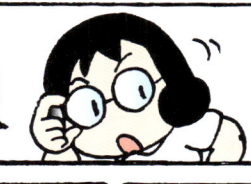

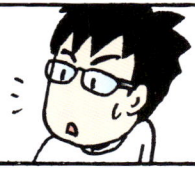

PAV？

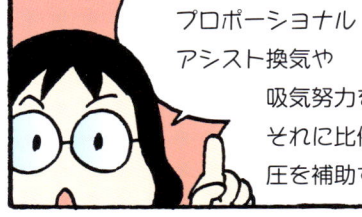

プロポーショナル
アシスト換気や
吸気努力を計算して、
それに比例して
圧を補助するねん

比例は英語で
プロポーション
いうやろ？

比例？
プロポーション？

強い努力には高めの圧、
弱い努力には低めの圧を
かけるんや

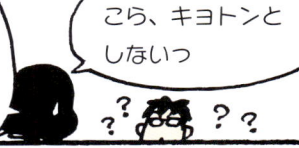

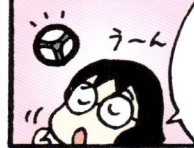

こら、キョトンと
しないっ

？？？？

うーん
例えるなら
自動車のパワステ
かな！

ハンドルを強く回そう
とすると、多めに
助けてくれるやろ？
あれや！

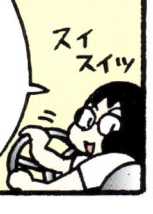

スイ
スイッ

昔はパワステが
なかったから
ハンドルが
重うてなあ…

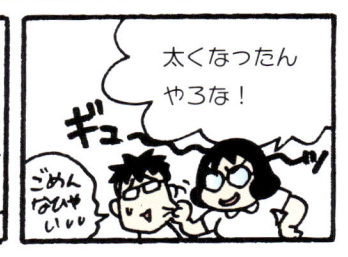

ああ、
それで
腕が
そんなに…

太くなったん
やろな！

ギュー

ごめん
なひゃ
いいい

PAV (proportional assist ventilation)

患者さんの吸気努力に比例して，気道内圧を上げてくれる換気モードです．

1 PAVとは？

吸気努力を計算して，呼吸仕事の一定割合を補助するよう圧を制御します．吸気努力が大きいと補助の圧も大きくなります（図1）．圧が努力に比例するということで，「プロポーション」なんですね．吸気努力は，流量，肺容量，コンプライアンス，抵抗から人工呼吸器が計算してくれます．詳しくは成書を参照してください．

2 設定は？

設定するのは「補助の割合」です．例えば70％に設定すると，人工呼吸器が呼吸仕事の70％を，患者が残り30％を負担します．PAVで人工呼吸器離脱を行うときは，補助の割合を減らしていきます．

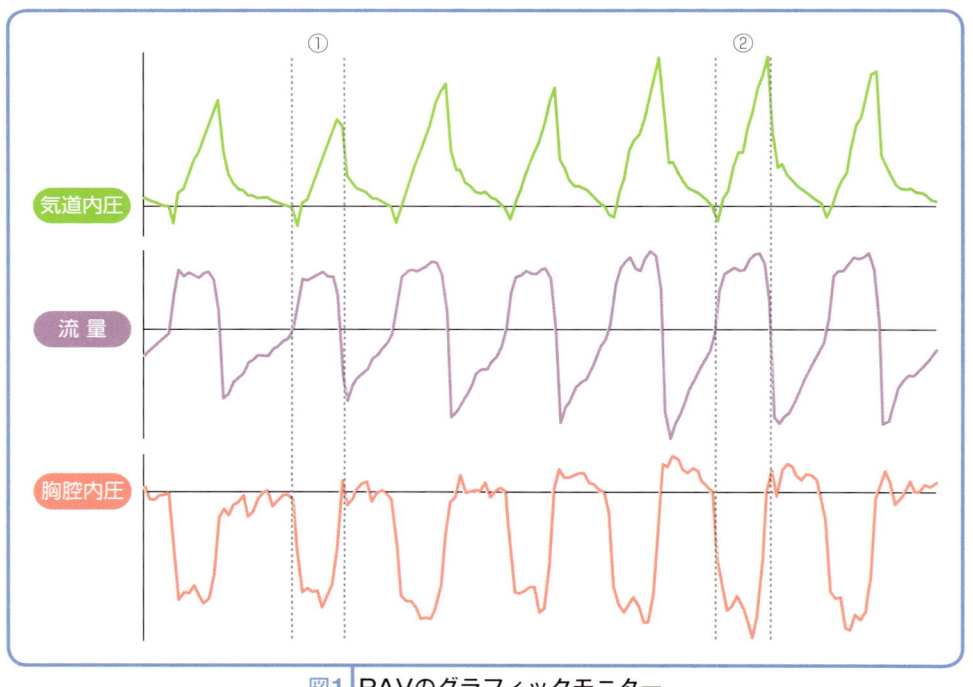

図1 PAVのグラフィックモニター

吸気努力に比例して，気道内圧を補助します．吸気努力によって胸腔内圧は低下します．①に比べて②の呼吸の方が吸気努力が大きく，気道内圧も高くなっています．

3 利点は？

　同調性，快適性に優れ，呼吸筋の萎縮や過換気が起こりにいと言われています．自然な呼吸努力が活かされるからです．

4 問題点は？

　作動方式が特殊なため，条件を設定したりモニターを解釈したりするには慣れが必要でしょう．次に，呼吸中枢が正常でないと換気が正しく行われません．そして，補助の設定が高すぎたり人工呼吸回路にリークがあると，圧が上がりすぎる危険性が指摘されています．最後に，ほかの換気モードに比べて，人工呼吸日数を短縮するとか予後を改善するとかという確証がまだありません．

おまけコラム

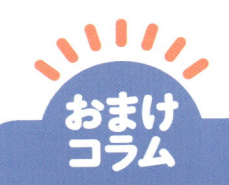

デュアルコントロールモード

あごも換気もデュアル の巻

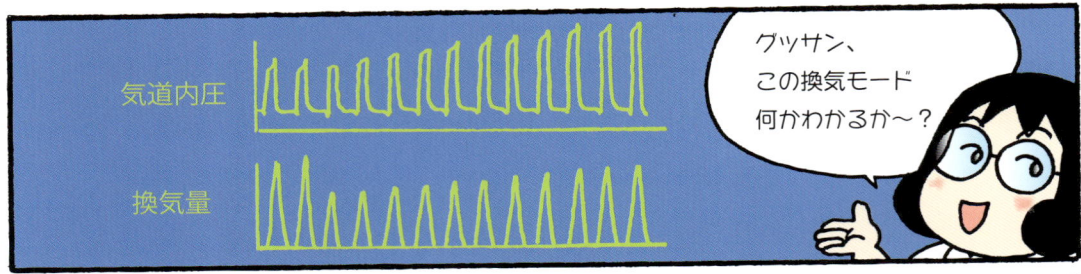

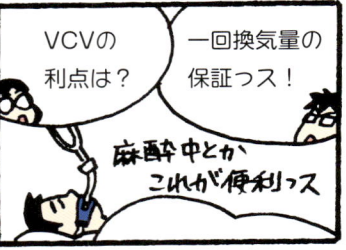

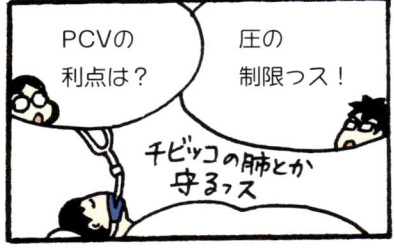

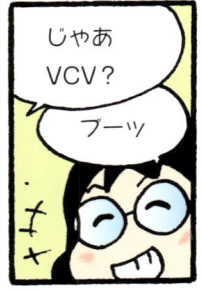

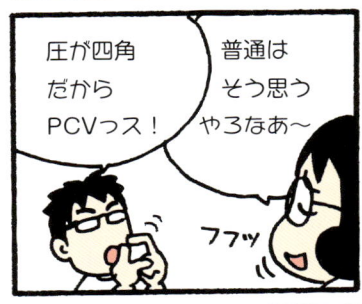

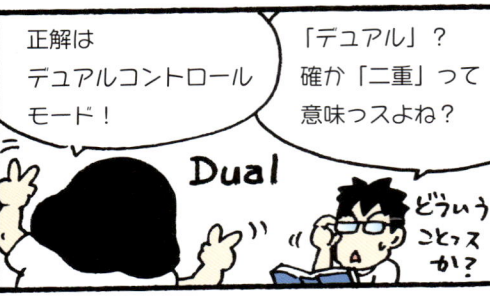

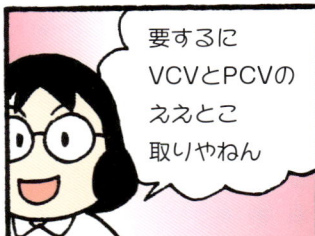

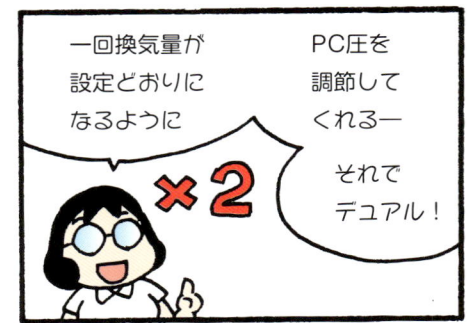

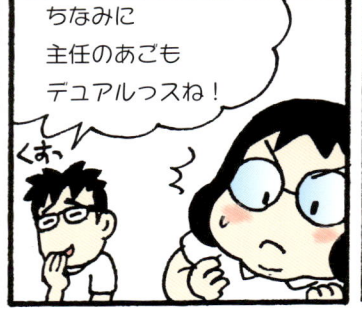

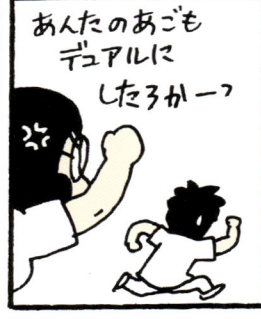

気道内圧
換気量

グッサン、この換気モード何かわかるか〜？

圧が四角だからPCVっス！

普通はそう思うやろなぁ〜

じゃあVCV？

ブーッ

正解はデュアルコントロールモード！

「デュアル」？確か「二重」って意味っスよね？

Dual

どういうことっスか？

要するにVCVとPCVのええとこ取りやねん

VCVの利点は？

一回換気量の保証っス！

麻酔中とかこれが便利っス

PCVの利点は？

圧の制限っス！

チビッコの肺とか守るっス

一回換気量が設定どおりになるように

×2

PC圧を調節してくれる—それでデュアル！

ちなみに主任のあごもデュアルっスね！

あんたのあごもデュアルにしたろかーっ

デュアルコントロールモード (dual-control mode)

ボリュームコントロール換気（VCV），プレッシャーコントロール換気（PCV），2つのいいとこ取りをめざすモードです．

1 デュアルコントロールとは？

VCVの長所は一回換気量の保証です．一方，PCVの長所は圧の制限です．そこで，デュアルコントロールモードでは，一回換気量が設定通りになるようPC圧を自動調整してくれます．人工呼吸器の機種によって，Auto Flow，PRVC（pressure regulated volume control）と呼ばれます．また，換気量を維持するようPS圧を自動調節してくれるモードもあります．

2 波形の特徴は？

気道内圧は一定，流量は右下がりの漸減波です．何かの原因で一回換気量が変動すると気道内圧が変動するのも特徴的です（図1）．数呼吸かけて設定の一回換気量になるよう圧

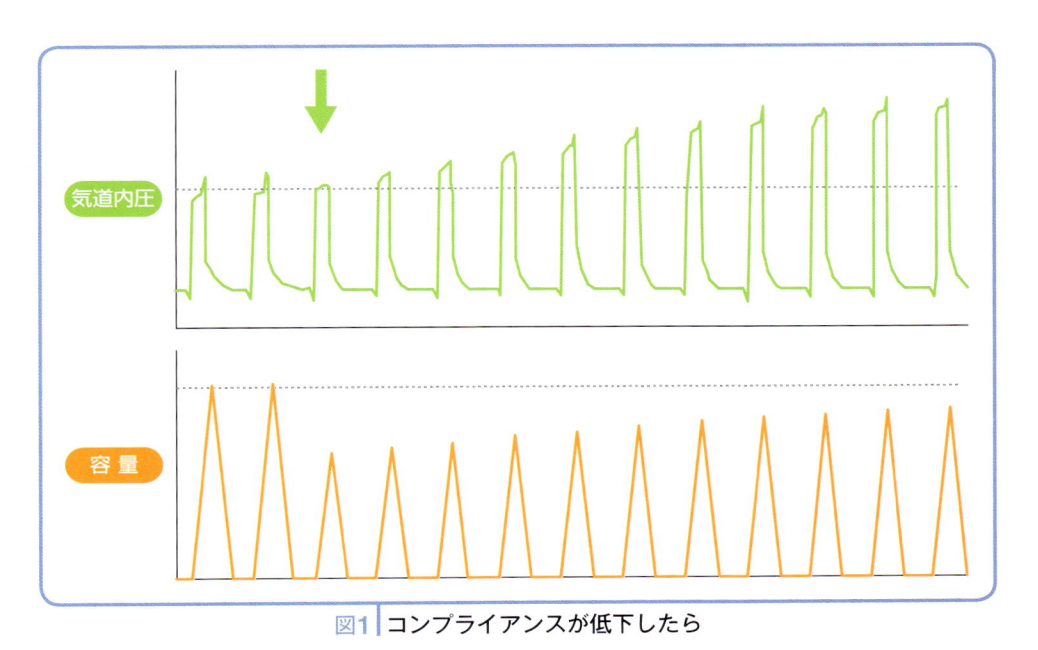

図1 コンプライアンスが低下したら

患者のコンプライアンスが矢印で突然低下しました．一回換気量がいったん低下した後，元の値に戻るよう気道内圧が徐々に上昇していきます．

を再調整していきます．

3 利点は？

　同じ一回換気量を送るのに，気道内圧を低く抑えることができます．次に，コンプライアンス，抵抗，吸気努力が変動しても，圧を自動調整して一回換気量を維持してくれます．

4 注意点は？

　機械まかせにしていると良くないことが起こり得ます．例えば，呼吸が苦しく呼吸努力を増やした患者さんを想像しましょう．呼吸努力が増えると一回換気量がいったん増えます．すると，人工呼吸器は圧を下げてしまいます．呼吸が苦しいときに，補助を減らすことになります．これを見つけるには，医療スタッフのベッドサイド評価が大事ですね．

おまけコラム

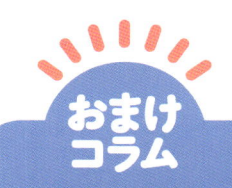

BCV
排痰モードで宇宙人？ の巻

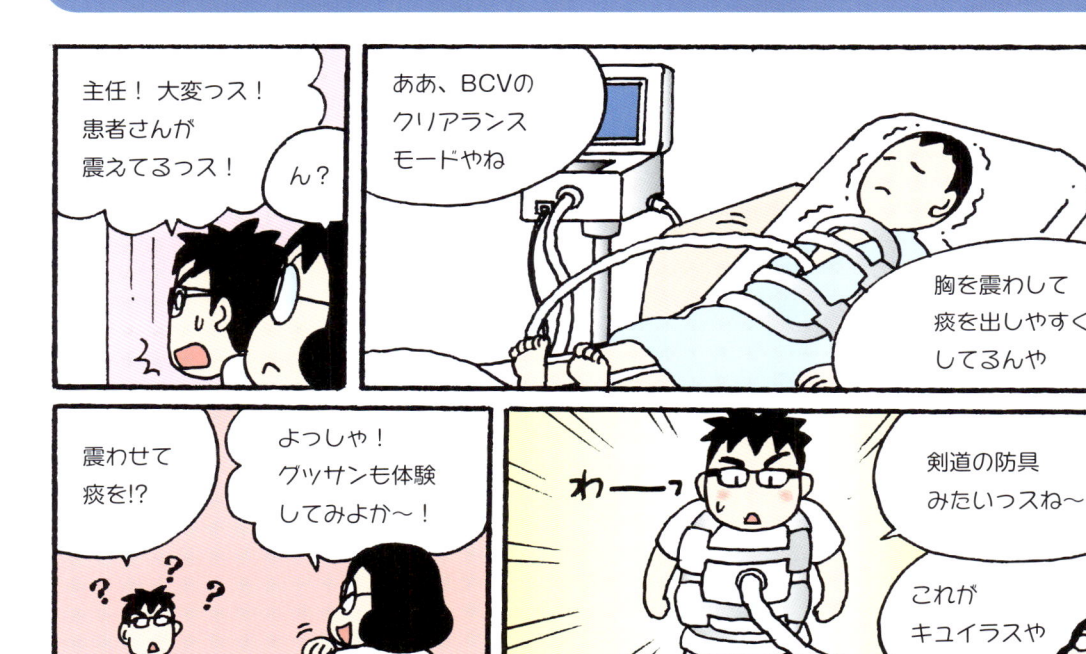

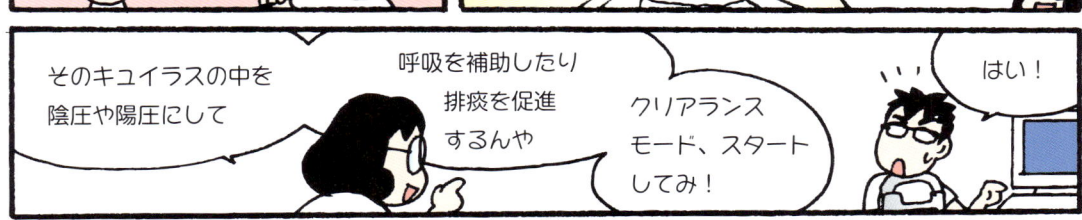

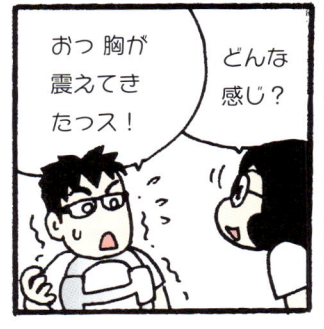

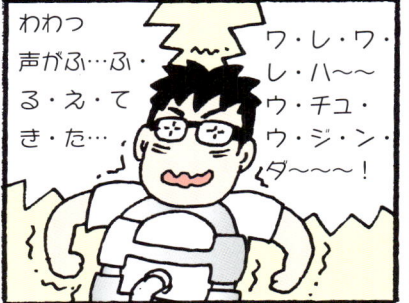

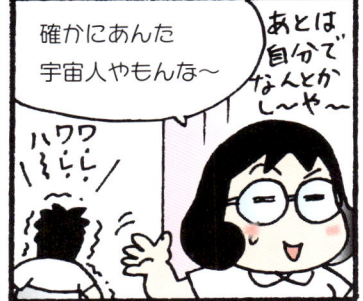

- 主任！ 大変っス！ 患者さんが震えてるっス！
- ん？
- ああ、BCVのクリアランスモードやね
- 胸を震わして痰を出しやすくしてるんや
- 震わせて痰を!?
- よっしゃ！ グッサンも体験してみよか〜！
- わーっ
- 剣道の防具みたいっスね〜
- これがキユイラスや
- そのキユイラスの中を陰圧や陽圧にして
- 呼吸を補助したり排痰を促進するんや
- クリアランスモード、スタートしてみ！
- はい！
- おっ 胸が震えてきたっス！
- どんな感じ？
- わわっ 声がふ…ふ・る・え・て・き・た…
- ワ・レ・ワ・レ・ハ〜〜ウ・チュウ・ジ・ン・ダ〜〜〜！
- 確かにあんた宇宙人やもんな〜
- あとは自分でなんとかし〜や〜

BCV（biphasic cuirass ventilation）

1 BCVとは？

　胸とお腹をキュイラスで覆い，その内部を陰圧（吸気）・陽圧（呼気）の二相性に制御することで，呼吸を補助したり排痰を促進したりする体外式人工呼吸器です（写真1，図1）．キュイラスは「胴よろい」という意味なので，剣道の防具に似ているのは当然ですね．キュイラスと本体の間に送気用チューブ，圧測定用チューブを接続します．

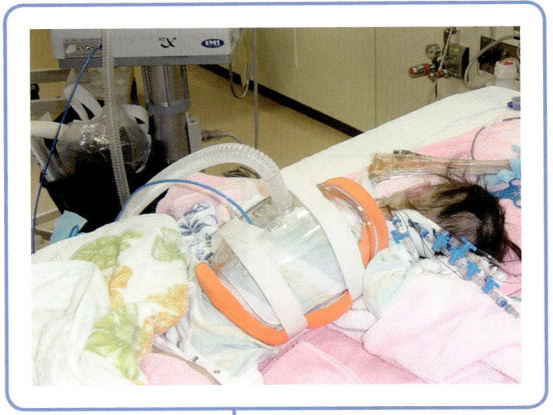

写真1　BCVの使用例

人工呼吸中にできた無気肺に対し，腹臥位とBCVのクリアランスモードを組み合わせてみました．

2 対象は？

　軽度の呼吸不全や慢性呼吸不全が主な対象です．挿管人工呼吸やNPPVを躊躇する場合に，呼吸の補助に用います．また，通常の人工呼吸器と併用することもあります．

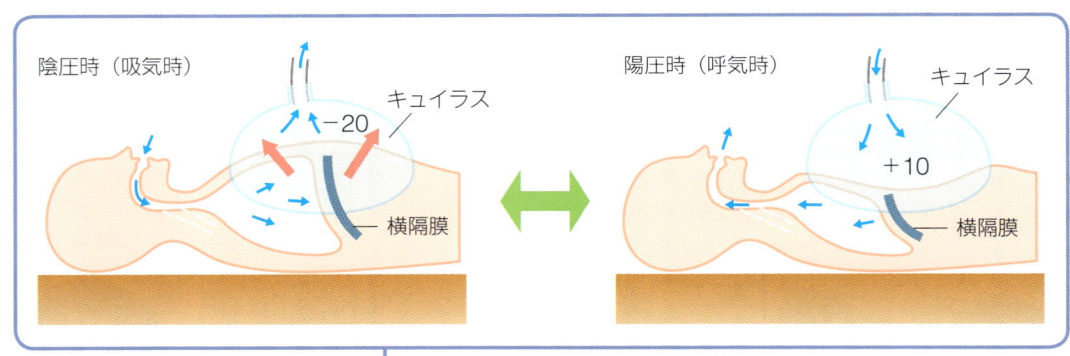

図1　BCVの模式図（参考：IMI社資料）

キュイラスの内部に陽圧・陰圧をかけて呼吸を補助します．キュイラス内を陰圧にすることで吸気を補助し，陽圧にすることで呼気を補助します．圧の変化を高頻度に行うと排痰を促進します．

3 モードは？

調節換気，補助換気，プレッシャーサポート換気（PSV）に似たモードがあります．クリアランスモードでは高頻度に圧を振動させることで，胸郭を振動させ喀痰排出を促すと期待されています．

4 利点は？

挿管を必要とせず着脱が容易です．生理的な呼吸を温存するので快適です．会話や飲食が可能で，挿管操作に伴う合併症は起こりません．

5 注意点は？

まず，パワーが強くないので，重症の呼吸不全や自発呼吸のない患者には対応できません．次に，キュイラスからの漏れが大きいと換気効率が落ちます．しかし，きつく締めると痛みや皮膚損傷を起こします．そして，気道に問題があると使用できません．最後に，人工呼吸中にクリアランスモードを併用すると，強い振動で人工呼吸が誤作動することがあります．

第 **2** 部

グラフィックモニターをフル活用

1. 人工呼吸回路のリーク
2. 気管チューブが抜ける
3. 胃管の誤挿入
4. 電源の入れ忘れ
5. 結露
6. 気道分泌物の貯留
7. 気道閉塞
8. 気管チューブの狭窄
9. トリガー設定の戻し忘れ
10. 吃逆で誤作動
11. 感知されない呼吸努力
12. 人工呼吸器とうまく合ってない

第 2 部　グラフィックモニターをフル活用

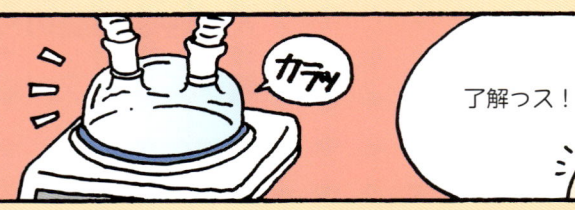

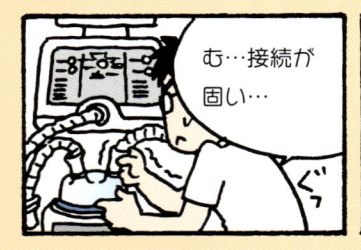

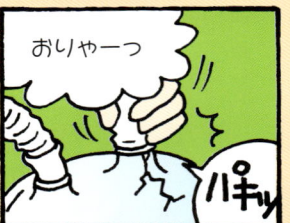

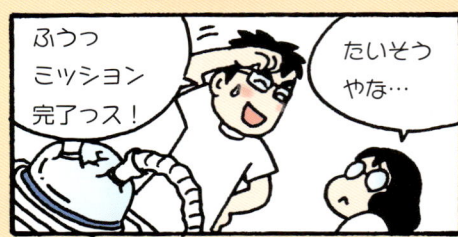

1 人工呼吸回路のリーク

加湿はいいけど過失はね の巻

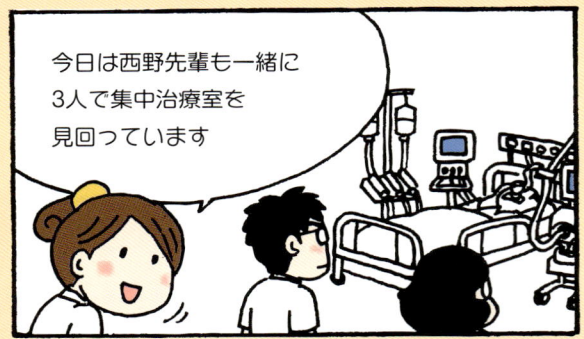

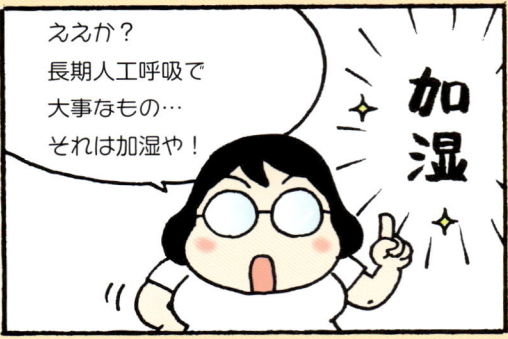

今日は西野先輩も一緒に3人で集中治療室を見回っています

ええか？
長期人工呼吸で大事なもの…
それは加湿や！

加湿

ほら、加温加湿器チャンバーがほとんど空になっとるで！ グッサン、滅菌水補充しといて！

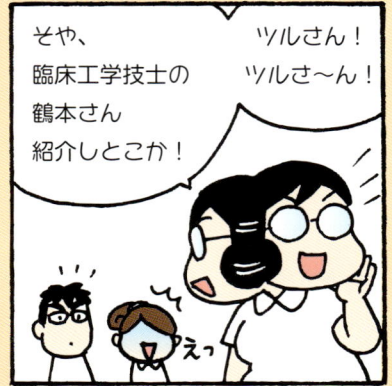

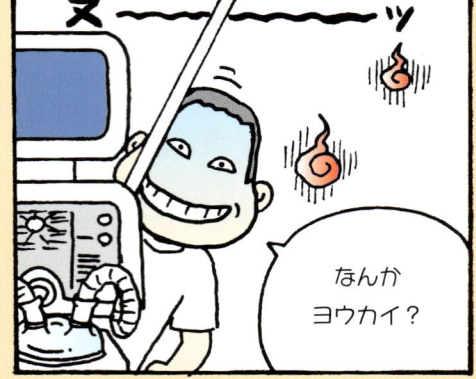

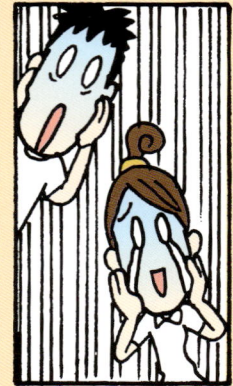

カラッ

了解っス！

む…接続が固い…

おりゃーっ

パキッ

ふうっ
ミッション完了っス！

たいそうやな…

そや、臨床工学技士の鶴本さん紹介しとこか！

ツルさん！
ツルさ〜ん！

えっ

なんかヨウカイ？

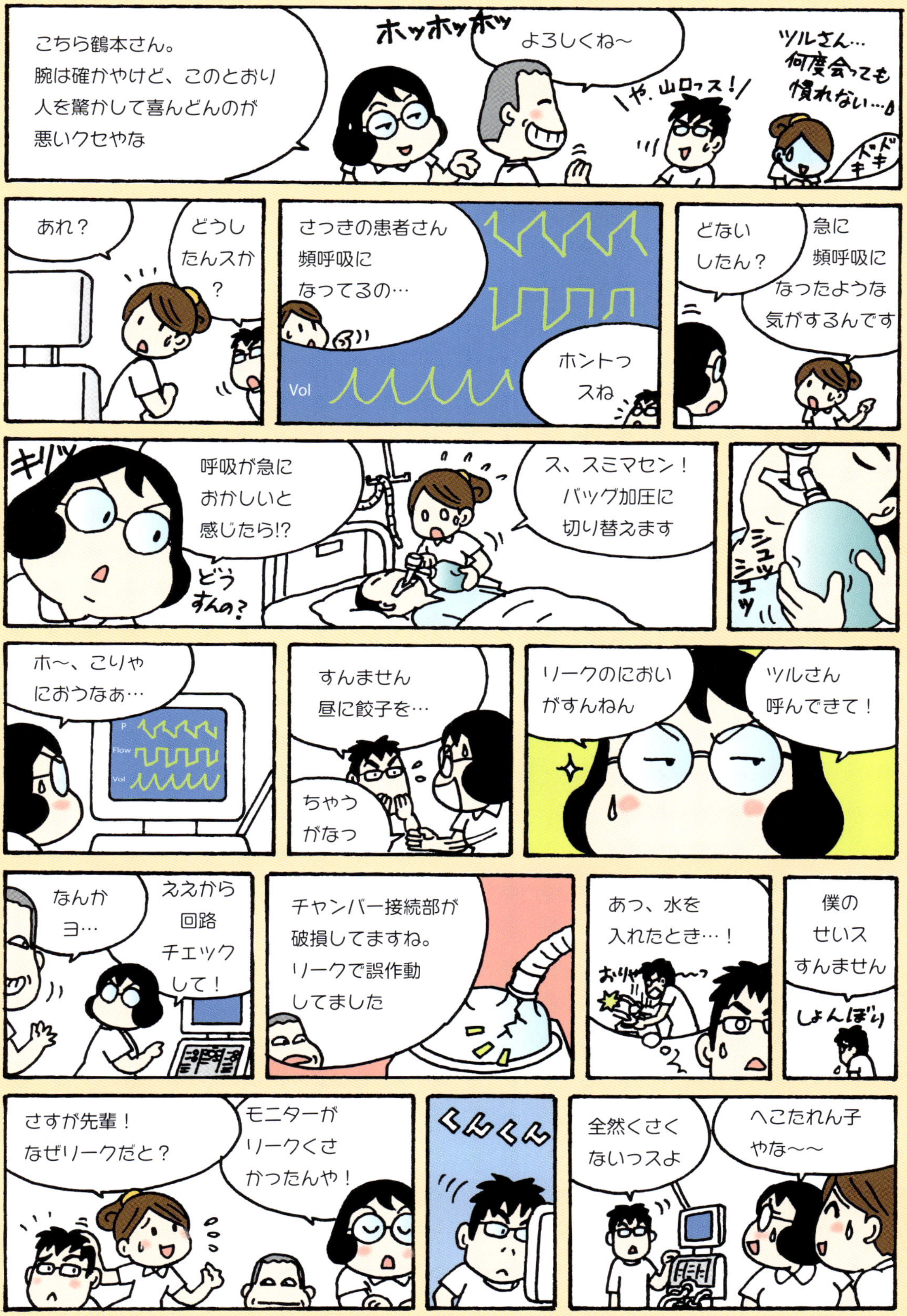

こちら鶴本さん。
腕は確かやけど、このとおり
人を驚かして喜んどんのが
悪いクセやな
ホッホッホッ
よろしくね～
や、山口っス！
ツルさん…
何度会っても
慣れない…
ドキドキ
あれ？
どうしたんスか？
さっきの患者さん
頻呼吸に
なってるの…
Vol
ホントっスね
どないしたん？
急に
頻呼吸に
なったような
気がするんです
キッ
呼吸が急に
おかしいと
感じたら!?
どうすんの？
ス、スミマセン！
バッグ加圧に
切り替えます
シュッ
シュッ
ホ～、こりゃ
におうなぁ…
P
Flow
Vol
すんません
昼に餃子を…
ちゃうがなっ
リークのにおい
がすんねん
ツルさん
呼んできて！
なんか
ヨ…
ええから
回路
チェックして！
チャンバー接続部が
破損してますね。
リークで誤作動
してました
あっ、水を
入れたとき…！
おりゃ～っ
僕の
せいス
すんません
しょんぼり
さすが先輩！
なぜリークだと？
モニターが
リークくさかったんや！
くんくん
全然くさく
ないっスよ
へこたれん子
やな～～

人工呼吸回路のリーク

人工呼吸でよく起こる怖い出来事，それはリークです．リークの程度が大きく，気道内圧が下がったり換気量が低下したりすれば，アラームが作動します．しかし，グラフィックモニターに注意すれば，少量のリークでも見付けることができます．

1 リークはどこで起こりやすいか？

人工呼吸器の出口から，人工呼吸回路，加温加湿器，気管チューブなど，すべての人工呼吸回路，接続部がリークの原因となります（表1）．加温加湿器を用いる場合，チャンバーと人工呼吸回路の接続部や給水孔がしばしばリークの原因となります．温度センサーが組み込まれた加温加湿器では，センサー接続部もリークの好発部位です（写真1）．

山口くんは加温加湿器の水を補給する際，力が入りすぎてチャンバーを破損させてしまったようですが，似たようなことはどこの病棟でも起こるので注意しましょう（写真2）．加温加湿器の代わりに人工鼻を用い

表1 リークの発生しやすい箇所

①加温加湿器
・チャンバー
・給水孔
・温度センサー
②人工鼻
③気管チューブ：カフ・コネクター
④閉鎖式吸引システム
⑤カプノメーター
⑥人工呼吸回路
・ウォータートラップ
・蛇管の劣化や破損

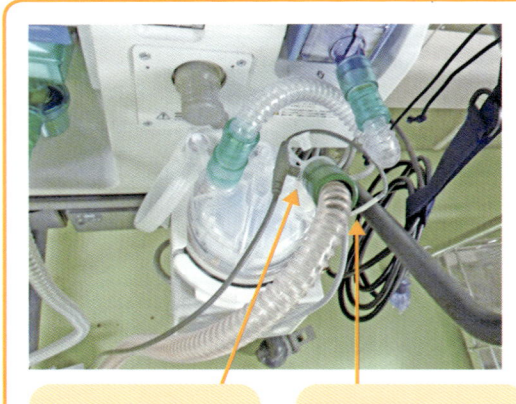

チャンバー側の温度センサー接続部 ／ 加温加湿チャンバーと回路の接続部 ／ 患者側の温度センサー接続部

写真1 加温加湿器はリーク好発部位

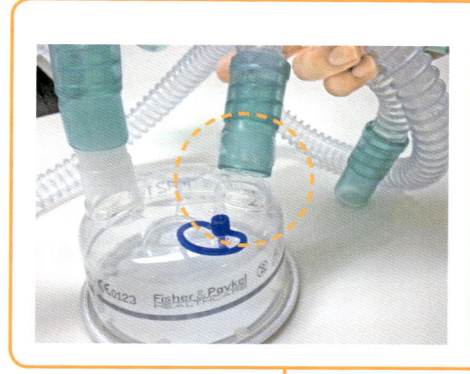

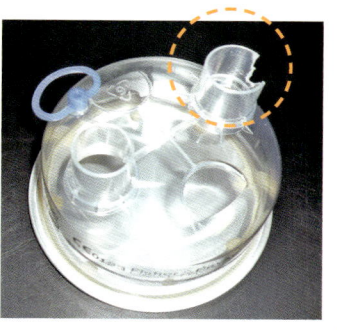

写真2 水補給時に破損した加温加湿器

ても，ガス分析用のキャップ脱落や，接続部の緩みでリークが生じることがあります．もちろん気管チューブのカフ周囲からのリークには一番注意しなければなりません．これらを防ぐために，まずは始業前点検が大切ですよね．

2 リークを発見するには？

リークを発見する方法は大きく分けて2つあります．グラフィックモニターの観察と，グラフィックモニター以外の情報です（表2）．

表2 リークを発見する方法

①グラフィックモニターを観察
- 呼気の流量がプラスになっている
- 誤作動が起こる
- 最高気道内圧が以前より低い

②グラフィックモニター以外
- 呼気一回換気量の低下
- 音や風を感じる
- 呼吸パターンを観察

●グラフィックモニターを観察する

換気モードにかかわらず，リークの特徴は共通しています．注目すべきは，呼気終末の流量と気道内圧，誤作動の有無です．

ボリュームコントロール換気（VCV）を用いたアシストコントロール換気（ACV）を例に挙げて説明していきますが，その前に少し復習しましょう．ACVでは，自発呼吸がなければ調節換気（コントロール換気）が行われ，自発呼吸があればそれに同調して補助換気（アシスト換気）が行われます．個々の換気には，一回換気量を規定するVCVか，気道内圧を規定するプレッシャーコントロール換気（PCV）のどちらかが選択されます．

リークがないときのVCVを見ていきましょう（図1）．設定された一回換気量が入るため，気道内圧は吸気時にしっかり上昇し，呼気時には一定の値（PEEP）に保たれます．呼気終末に，流量も容量もゼロに戻ります．

●呼気時に流量がプラス

呼気時に流量がプラスに転じる波形はリークに特徴的です（図2）．呼気時にはPEEPのためリークが生じ，定常流を調節するタイプの人工呼吸器ではPEEPを一定に保とうと流量を供給します．このため呼気中なのに流量がプラス（吸気流量）になってしまうのです．

また，容量も呼気時にゼロに戻らなくなります．リークの分だけ人工呼吸器にガスが返ってこないためです．

●呼気時の気道内圧が右下がり

右下がりの気道内圧波形もリークに特徴的です（図3）．定常流を調節しないタイプの人工呼吸器では，リークが生じるとPEEPを維持できないからです．また，リークのため最高気道内圧の上昇も鈍くなります．

●誤作動

呼気時にリークがあると，流量がプラスに転じたり，気道内圧が低下したりします．この変化がトリガー感度を超えると，自発呼吸がないにもかかわらず補助呼吸が始まります．これが誤作動です．誤作動のために頻呼吸となります（図4）．

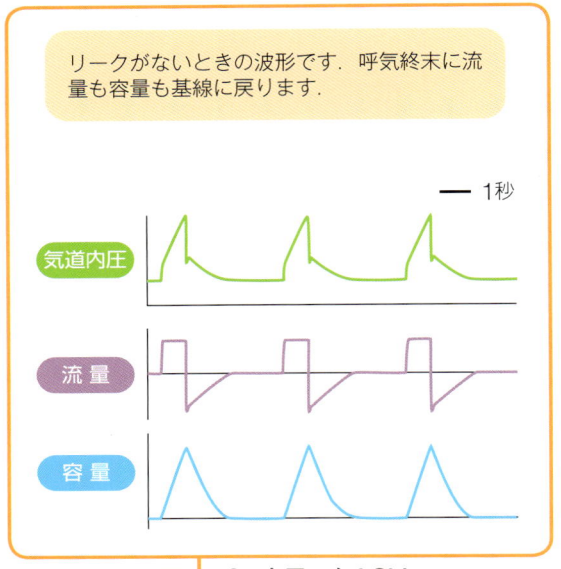

図1 VCVを用いたACV

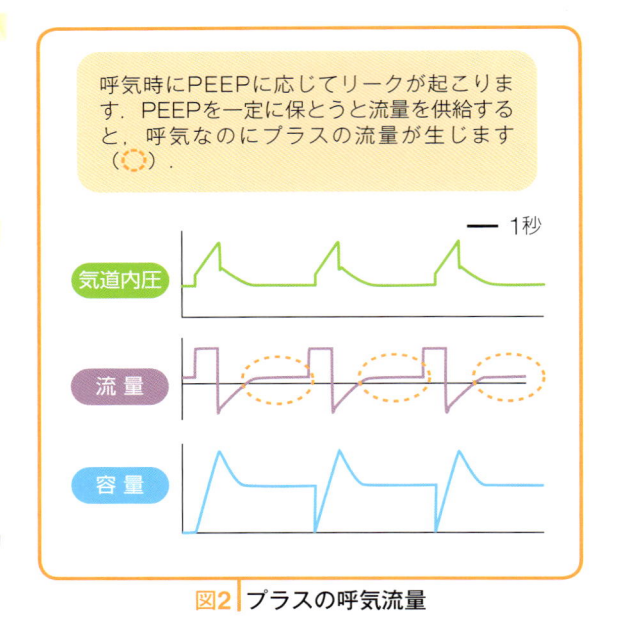

リークがないときの波形です．呼気終末に流量も容量も基線に戻ります．

図2 プラスの呼気流量

呼気時にPEEPに応じてリークが起こります．PEEPを一定に保とうと流量を供給すると，呼気なのにプラスの流量が生じます（○）．

3 グラフィックモニター以外でもリークを発見する（表2）

●一回換気量の低下

人工呼吸器に表示される呼気一回換気量の値に注目します．VCVでは，呼気一回換気量が設定値に比べて小さい場合にリークが疑われます．

● 音を感じて，聞いて

　リークの音を感じ取ります．いつもと違う音，吸気時に大きくなる音が聞こえるようなら，リークの可能性が高いでしょう．気管チューブカフからのリークでは，喀痰や分泌物を押しのけて空気が漏れ出てくるので，患者さんの喉元からゴロゴロという音が聞こえます．人工呼吸回路や加温加湿器からリークが生じている場合，乾いた「スー」という音になります．

● 風を感じて

　リークによって噴き出す風を感じ取ります．人工呼吸回路を両手で包むようにして探っていけば，リークの風を感じ取ることができます．また，顔を思いっきり人工呼吸回路に近付け，なめ回すように回路をたどっていくのも有用です．顔はとても敏感で，微細な漏れも必ず発見できます．ただ，周りからは変な人と思われるかもしれません．

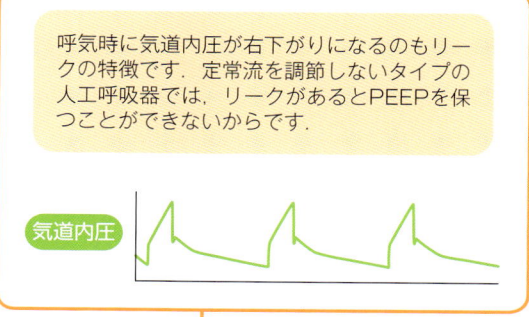

● 呼吸パターンを観察

　患者さんの胸郭や腹部を観察します．自発呼吸がないのに，補助換気が起こっていれば，リークによる誤作動が疑われます．

図3 気道内圧の低下

呼気時に気道内圧が右下がりになるのもリークの特徴です．定常流を調節しないタイプの人工呼吸器では，リークがあるとPEEPを保つことができないからです．

図4 誤作動

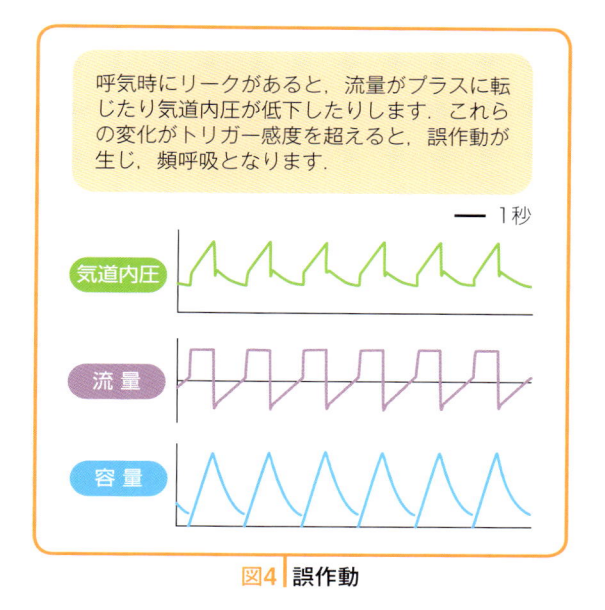

呼気時にリークがあると，流量がプラスに転じたり気道内圧が低下したりします．これらの変化がトリガー感度を超えると，誤作動が生じ，頻呼吸となります．

4 リーク発生時の問題点と注意点

①接続が完全に外れると換気できなくなります．低圧アラームや低換気アラームを設定しておかないと，とても危険です．

②リークが多いと供給される一回換気量が減り，$PaCO_2$が増加します．

③リークが少量だと，逆に$PaCO_2$が低下することがあります．リークのため誤作動が起

こって頻呼吸となり，分時換気量が増えるからです．$PaCO_2$が低下すると自発呼吸が育ちにくく，人工呼吸器からの離脱が遅れてしまうかもしれません．

> 加温加湿器周りのトラブルは多いんやで．例えば何がある？
>
> 水の補充忘れとか．
>
> 接続の緩み，破損でリークが起きます．
>
> リークがあると誤作動も起こるっス．
>
> グラフィックモニターでリークや誤作動を発見できるようになりたいです．
>
> よっしゃ，今日のまとめや．加湿はいいけど過失はね!!……どうや？
>
> （シーーーーーン）
>
> すべった？ 加湿器でのギャグだけに，水に流そうや．
>
> へこたれない人だ……．

第**2**部 グラフィックモニターをフル活用

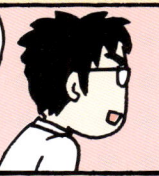

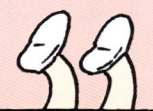

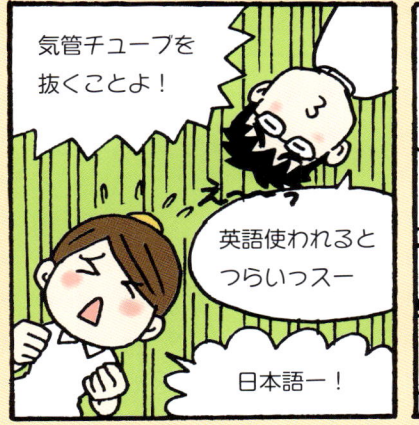

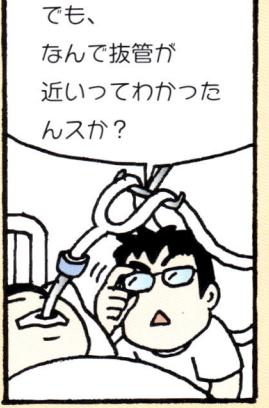

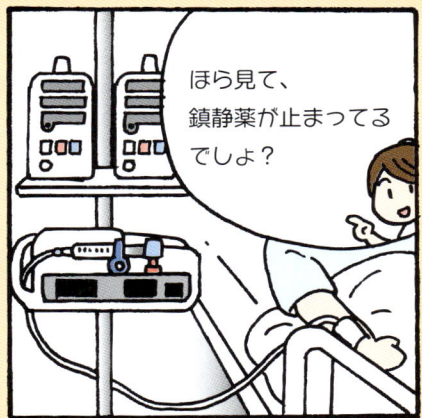

2 気管チューブが抜ける

いやん，バッカン，事故抜管 の巻

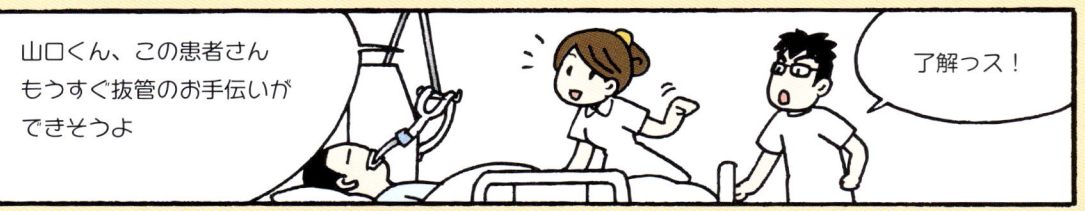

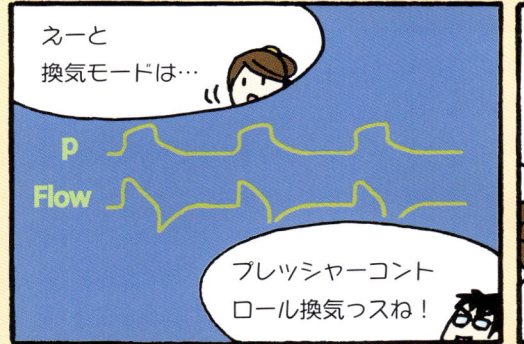

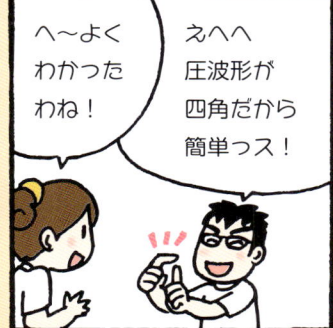

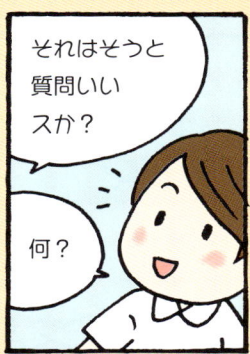

山口くん、この患者さんもうすぐ抜管のお手伝いができそうよ

了解っス！

えーと換気モードは…
P
Flow
プレッシャーコントロール換気っスね！

へ〜よくわかったわね！

えへへ 圧波形が四角だから簡単っス！

それはそうと質問いいスか？

何？

バッカンって何スか？

気管チューブを抜くことよ！

英語使われるとつらいっスー

日本語ー！

でも、なんで抜管が近いってわかったんスか？

ほら見て、鎮静薬が止まってるでしょ？

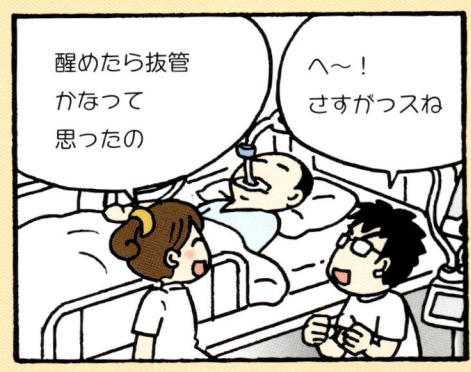

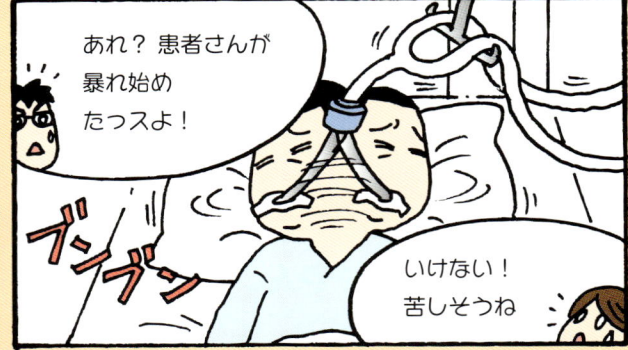

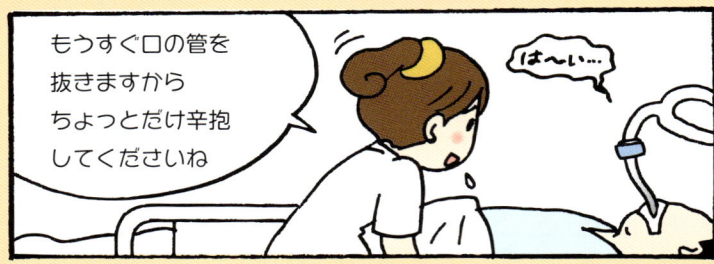

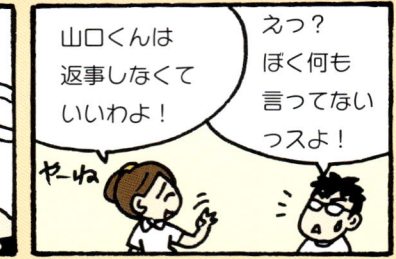

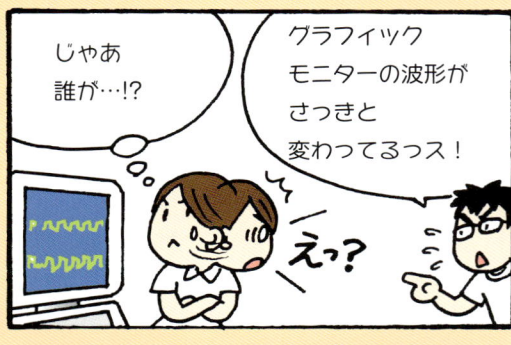

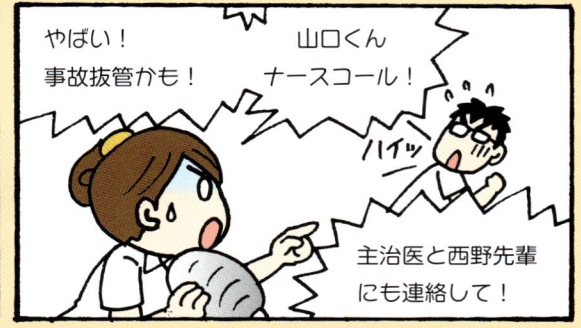

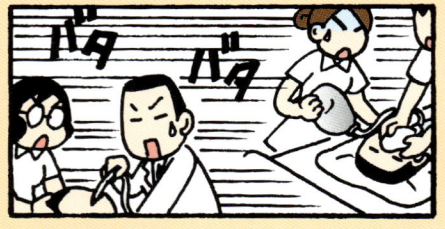

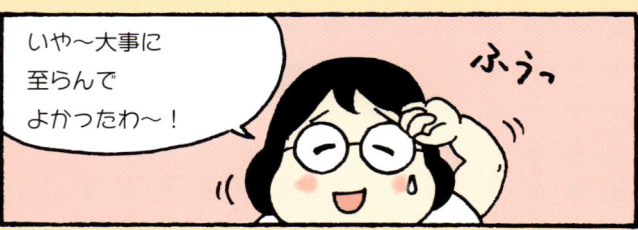

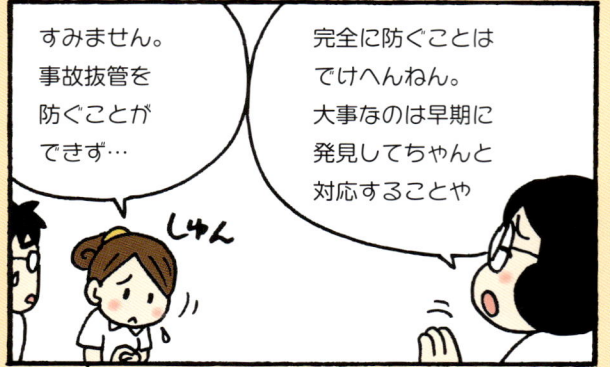

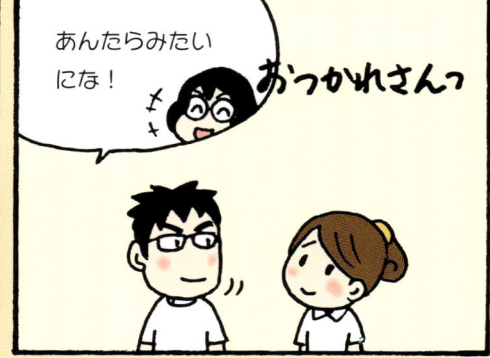

醒めたら抜管かなって思ったの / へ〜！さすがっスね	あれ？患者さんが暴れ始めたっスよ！ / いけない！苦しそうね
もうすぐ口の管を抜きますからちょっとだけ辛抱してくださいね / は〜い…	山口くんは返事しなくていいわよ！ / えっ？ぼく何も言ってないっスよ！
じゃあ誰が…!? / グラフィックモニターの波形がさっきと変わってるっス！ / えっ？	やばい！事故抜管かも！ / 山口くんナースコール！ / ハイッ / 主治医と西野先輩にも連絡して！
バタバタ	いや〜大事に至らんでよかったわ〜！ / ふぅっ
すみません。事故抜管を防ぐことができず… / しゅん	完全に防ぐことはでけへんねん。大事なのは早期に発見してちゃんと対応することや	あんたらみたいにな！ / おつかれさんっ

気管チューブが抜ける

　人工呼吸中の一番怖いヒヤリ・ハットは事故抜管です．「自己」抜管と呼ぶのは責任逃れの感じがするけれど，「事故」という響きも強すぎると思います．「想定外」抜管，「予測できない」抜管という言い方もあるそうです．

表1 | 事故抜管の状況

①リーク
②気管チューブの先当たりで閉塞
③完全に抜けている

　事故抜管には，気管チューブが浅くなってリークが生じている状態，抜けかけた気管チューブが気管壁や咽頭に先当たりして閉塞に陥っている状態，完全に抜けてしまった状態までいろいろあります (表1)．いずれにしても呼吸が破綻する前に発見して対応しなければなりません．ここでは，グラフィックモニターを利用して，リークの段階で事故抜管を見つけていきましょう．

1 事故抜管はなぜ起こるか？

　この患者さんでは鎮静薬を切った後にせん妄状態に陥り，首を激しく左右に振ったため事故抜管に至ったと思われます．幸い大田さんがリークの段階で発見し，適切に対応してくれたので大事には至りませんでした．

　事故抜管の要因は患者側と，医療者側の要因に分けて考えることができます (表2)．唾液のためテープの固定力が弱くなり剥がれやすくなっている状況は危険です．せん妄状態に陥って体動が激しくなると，気管チューブが引っ張られてしまうかもしれません．また，強い咳嗽反射や嘔吐反射のときに気管チューブが抜けてしまう可能性もあります．中途半端な鎮静はかえってせん妄の原因となるので，適切な鎮静レベルを保つことが必要です．首を後ろに曲げたり左右に振ったりすると，気管チューブは浅くなります．体位変換や口腔ケア，気管チューブの再固定は大切な処置ですが，気管チューブが抜けないよう注意し

表2 | 事故抜管の要因

患者側の要因	医療者側の要因
・唾液が多くテープが濡れている ・せん妄・不穏で体動が激しい ・意識障害 ・咳嗽・嘔吐反射が強い	・鎮静が中途半端 ・気管チューブのテープ固定が甘い ・体位変換 ・口腔ケア ・気管チューブの再固定 ・人工呼吸回路に遊びがない

ながら行いましょう．

2 事故抜管を発見するには？

事故抜管を発見するには，グラフィックモニターを観察してリークや閉塞症状を見つける方法と，グラフィックモニター以外の情報から判断する方法があります（表3）．

● グラフィックモニターでリークを見つける

今回はプレッシャーコントロール換気（PCV）を用いたアシストコントロール換気（ACV）を例に挙げて説明していきます．リークを疑うときに注目するのは，==流量波形と誤作動の有無==です．リークがないときのPCVでは設定された吸気時間，設定された気道内圧が維持されます（図1）．気道内圧の波形は四角いパターン，吸気流量は右下がりの三角となります．呼気流量も吸気と同じく三角になります．呼気の時間が十分確保されている場合，呼気終末に流量はほぼゼロに戻ります．

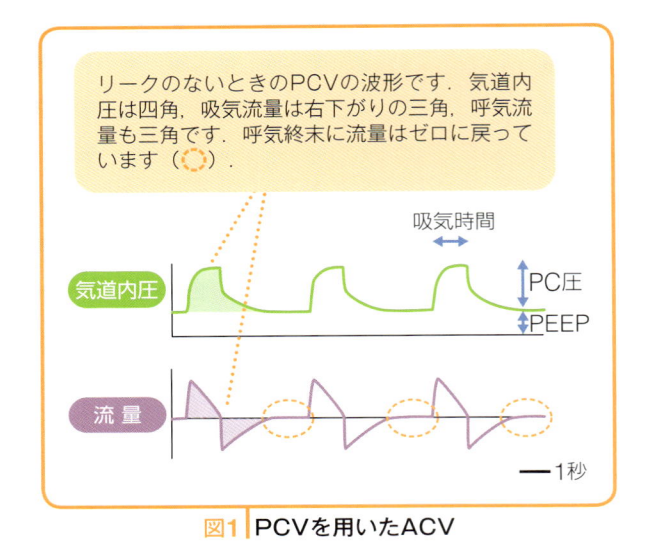

呼気時に，流量がプラスに転じる

呼気時に流量がプラスに転じる波形はリークに特徴的です（図2）．呼気時にはPEEPのためリークが生じ，PEEPを一定に保とうと流量を供給します．このため呼気なのに流量がプラスになってしまいます．なお，気道内圧波形はあまり参考になりません．多少のリークがあってもPCVでは気道内圧は保たれるからです．

表3 事故抜管を発見する方法

グラフィックモニターを観察して発見する	・リークの症状 　呼気終末の流量がプラス，吸気流量に水平の棚，誤作動 ・閉塞の症状 　換気量の低下，気道内圧の上昇
グラフィックモニター以外で発見する	・一回換気量の低下 ・喉元でゴロゴロ音 ・呼吸パターンを観察 ・酸素飽和度の低下

図1 PCVを用いたACV

リークのないときのPCVの波形です．気道内圧は四角，吸気流量は右下がりの三角，呼気流量も三角です．呼気終末に流量はゼロに戻っています（○）．

吸気流量に「水平の棚」ができる

吸気時間を長めに設定している場合，吸気流量に特徴的な「水平の棚」が見られます（図3）．吸気時の気道内圧は呼気時より高いので，リークも多くなります．吸気時間の途中で患者の肺がPCVで膨らみきったあとも，気道内圧を維持するためリーク分の流量が供給されます．このリーク流量はほぼ一定で，右下がりの三角の後半に水平の棚ができます．

誤作動

呼気時にリークがあると，流量がプラスに転じたり，気道内圧が低下したりします．この変化がトリガー感度を超えると，自発呼吸がないにもかかわらず補助呼吸，すなわち誤作動が起こります（図4）．

● グラフィックモニターで閉塞パターンを見つける

気管チューブの抜け方によっては，気管チューブ先端が気管壁や咽頭・喉頭壁に当たり閉塞状態に陥ります．ボリュームコントロール換気（VCV）では気道内圧が異常に上昇し，PCVでは一回換気量が著しく低下します．

● グラフィックモニター以外でリークを発見する（表3）

一回換気量の低下

人工呼吸器に表示される呼気一回換気量の値に注目します．PCVでもリークがあるとそのガスが人工呼吸器に返ってこないので，呼気一回換気量が減少します．

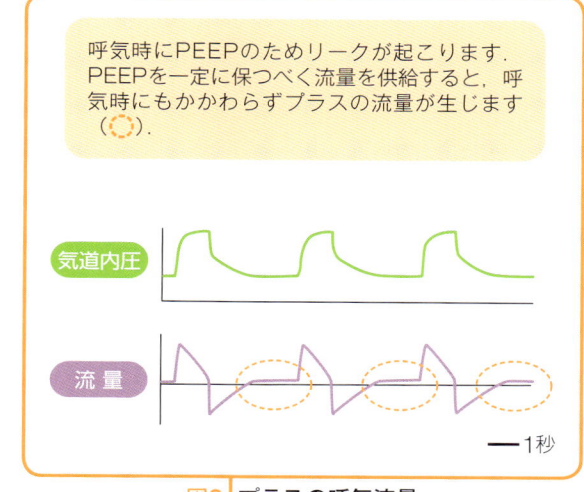

図2 プラスの呼気流量

呼気時にPEEPのためリークが起こります．PEEPを一定に保つべく流量を供給すると，呼気時にもかかわらずプラスの流量が生じます．

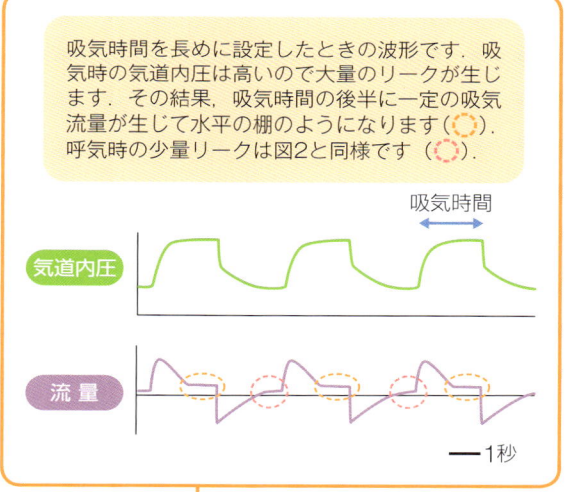

図3 吸気流量に水平の棚

吸気時間を長めに設定したときの波形です．吸気時の気道内圧は高いので大量のリークが生じます．その結果，吸気時間の後半に一定の吸気流量が生じて水平の棚のようになります．呼気時の少量リークは図2と同様です．

ゴロゴロ音

喀痰や分泌物を押しのけて空気が漏れ出てくるので，患者さんの喉元からゴロゴロという音が聞こえます．

呼吸パターンを観察

患者さんの胸郭や腹部を観察します．自発呼吸がないのに，補助換気が起こっていれば，リークによる誤作動が疑われます．努力呼吸やシーソー呼吸に陥っている場合，事故抜管による窒息を疑う必要があります．

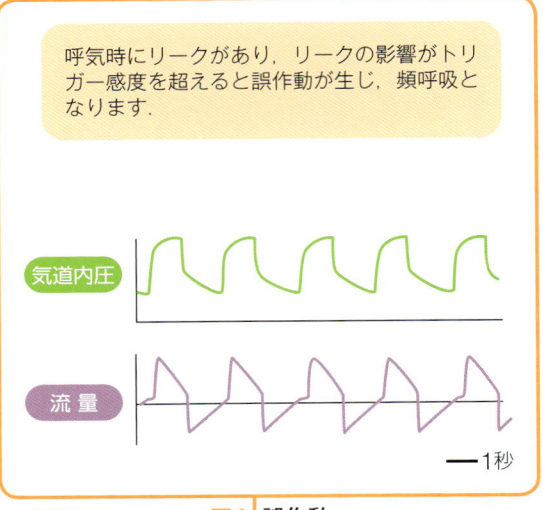

呼気時にリークがあり，リークの影響がトリガー感度を超えると誤作動が生じ，頻呼吸となります．

気道内圧
流量
―1秒

図4 誤作動

酸素飽和度の低下

事故抜管でリークが増えたり，気管チューブが閉塞したりすると，換気不全から低酸素血症が急速に進行します．パルスオキシメーターの低下は急を要するサインです．

- グッサン，抜管にもいろいろあるの，知ってるか？
- 日本語，英語，フランス語っスか？
- ちゃうがな！「予定抜管」「事故抜管」「気合い抜管」……．
- へぇ～？
- 冗談やで！そうや，お待ちかね，今日の名言の時間や．
- 大田先輩，ぼそぼそ……（誰も待ってないっスよね……）．
- 『管は抜けても気は抜くな』！どや？
- （シーーーーン）

🧑‍🦰 むむむ，じゃあこれは？ 事故抜管のときのキメゼリフや．

👩👨 じゃあ，どうぞ……．

🧑‍🦰 『いやん，バッカン，事故抜管』ってな!! ギャハギャハッ！

👨 オヤジギャグがなければいい上司なのになぁ……．

第 **2** 部 グラフィックモニターをフル活用

3 胃管の誤挿入

これはいかん！の巻

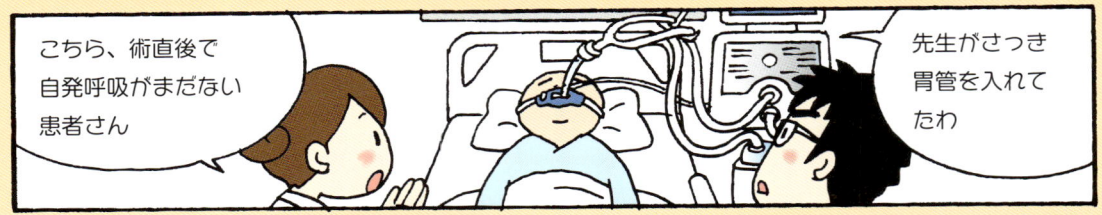

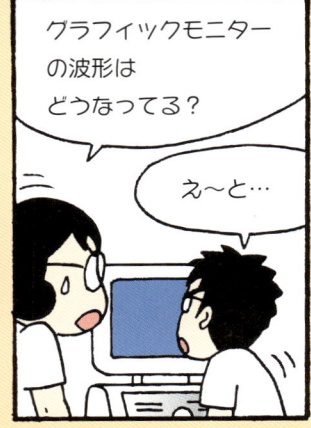

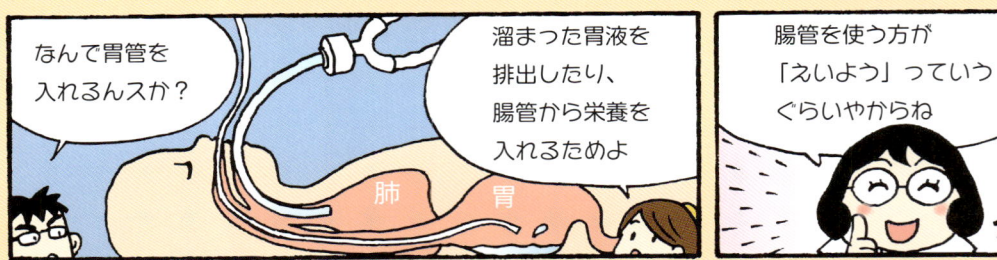

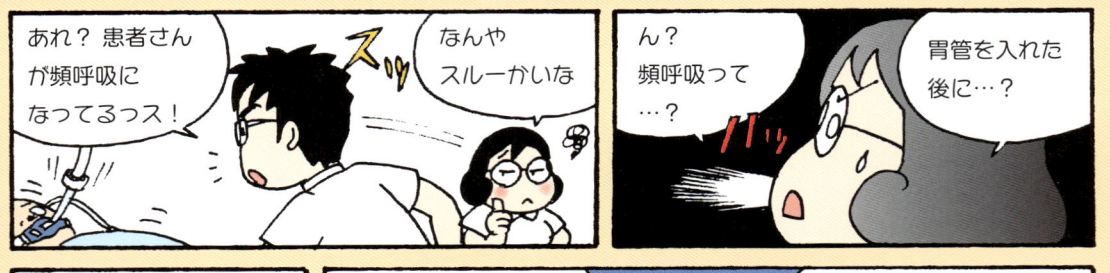

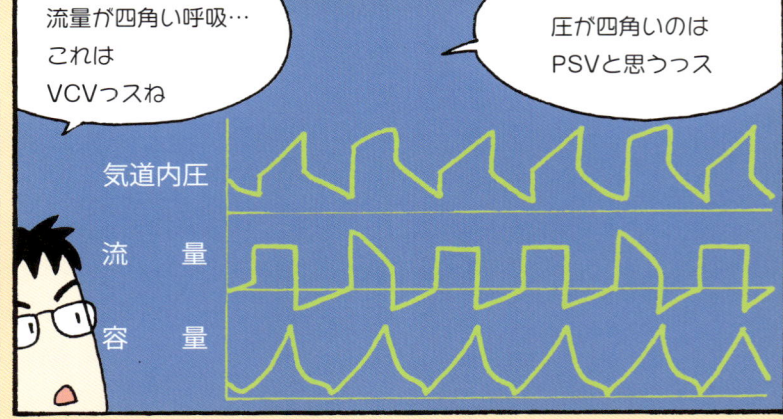

こちら、術直後で自発呼吸がまだない患者さん

先生がさっき胃管を入れてたわ

なんで胃管を入れるんスか？

溜まった胃液を排出したり、腸管から栄養を入れるためよ

肺　胃

腸管を使う方が「えいよう」っていうぐらいやからね

フフン

あれ？患者さんが頻呼吸になってるっス！

なんやスルーかいな

ん？頻呼吸って…？

胃管を入れた後に…？

グラフィックモニターの波形はどうなってる？

え〜と…

流量が四角い呼吸…これはVCVっスね

圧が四角いのはPSVと思うっス

気道内圧

流量

容量

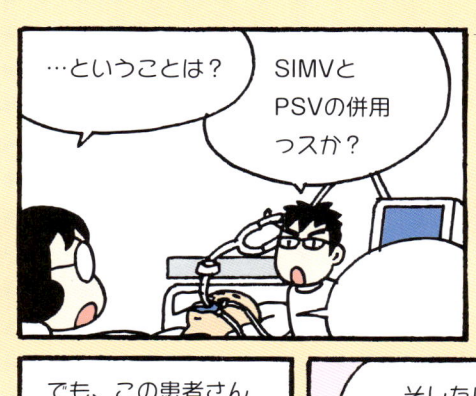

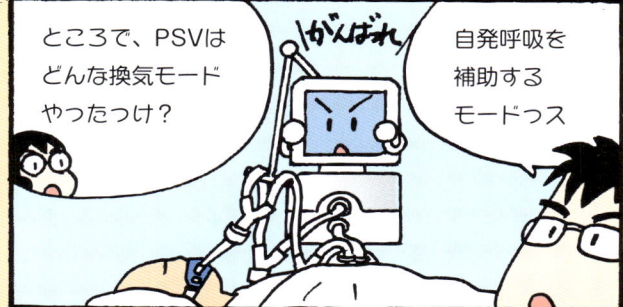

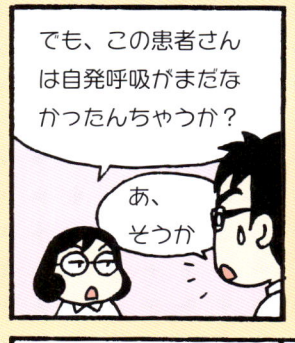

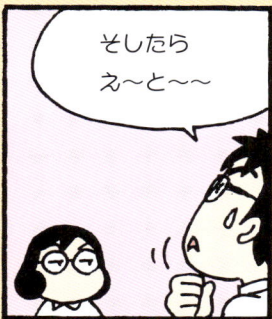

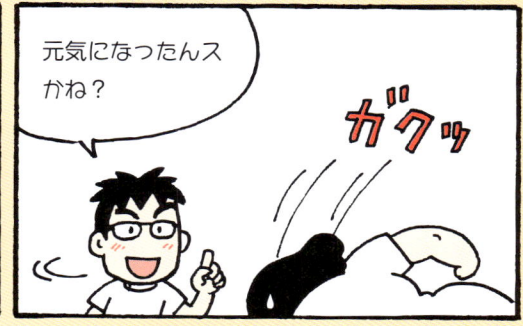

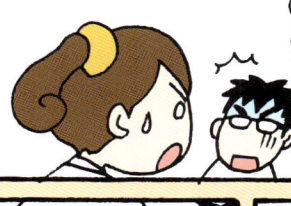

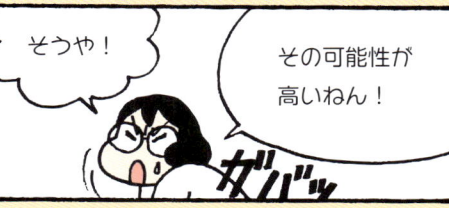

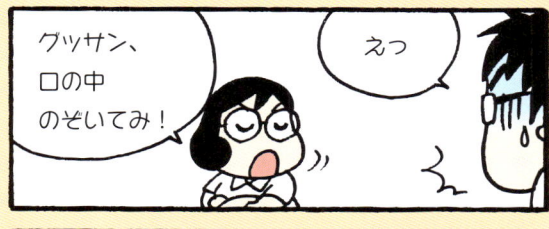

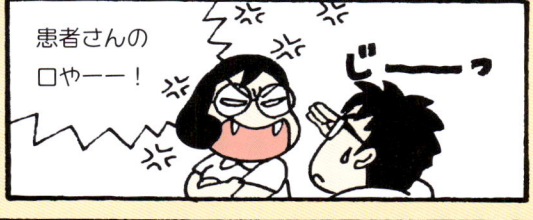

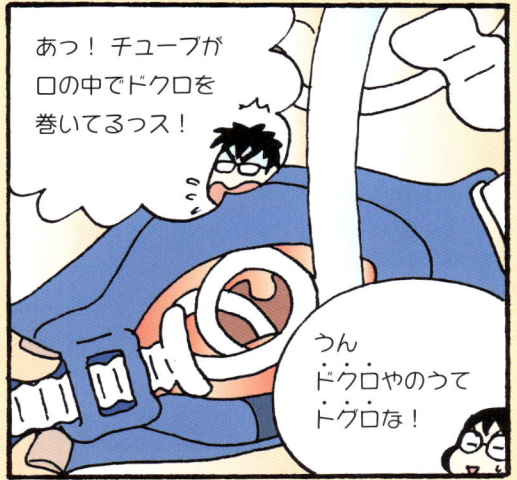

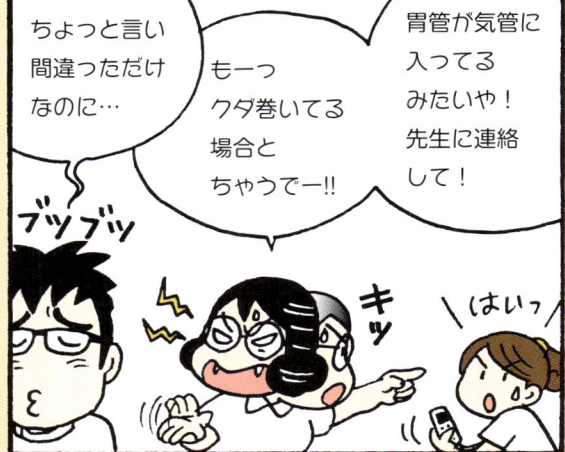

第2部 グラフィックモニターをフル活用

…ということは？ SIMVとPSVの併用っスか？

ところで、PSVはどんな換気モードやったっけ？ 自発呼吸を補助するモードっス

がんばれ

でも、この患者さんは自発呼吸がまだなかったんちゃうか？ あ、そうか

そしたらえ〜と〜〜

元気になったんスかね？

ガクッ

ひょっとして誤作動ですか？ そうや！ その可能性が高いねん！

ダバッ

グッサン、口の中のぞいてみ！ えっ

患者さんの口やーー！

じーっ

あっ！チューブが口の中でドクロを巻いてるっス！ うん ドクロやのうてトグロな！

ちょっと言い間違っただけなのに… もーっ クダ巻いてる場合とちゃうでー!! 胃管が気管に入ってるみたいや！先生に連絡して！ はいっ

ブツブツ キッ

69

胃管の誤挿入

人工呼吸中の患者さんに胃管を入れることはよくありますね．このとき胃管が誤って気管に入ってしまうことに注意しなければなりません．気付かないままでいると，いろいろな合併症が襲ってきます．気管誤挿入でリークが起こっている場合，グラフィックモニターが発見に役立ちます．

1 胃管の目的と合併症

柔軟なプラスチック製のチューブを鼻や口から胃に挿入します．胃管の目的は胃内容物を検査したり排出すること，口から食事を摂取できないときの腸管栄養です（表1）．

胃管挿入に伴う一般的な合併症を表2にまとめました．まず挿入する際に通り道の鼻咽頭や食道を傷つけることがあります．次に気道の防御反射の弱い患者さんでは，気管へ誤挿入されることがあります．気管に誤挿入されたら何が起きるでしょうか？ 胃管の先端で気管支を損傷したり，咳嗽反射を誘発するかもしれません．気付かないまま栄養剤や薬剤を注入すると，呼吸不全の悪化や重篤な合併症を引き起こします．さらに人工呼吸中の患者では空気が胃管から漏れ，誤作動の原因となります．今回はこの誤作動に注目します．

表1 胃管挿入の目的

① 検 査
- 胃出血の有無
- 胃液の酸性度や酵素
- 中毒物質

② 治 療
- 胃内容物の排出
- 胃内の中毒物質の排出や中和
- 腸管栄養

表2 胃管挿入の合併症

① 挿入時の損傷（鼻出血，咽頭・食道の損傷）

② 気管への誤挿入
- 気管・気管支の損傷
- 咳 嗽
- 経管栄養・薬剤の誤注入
- 人工呼吸中のリーク

③ 胃液逆流による誤嚥性肺炎

④ 副鼻腔炎

2 胃管の気管誤挿入を人工呼吸器のリークで発見するには？（表3）

今回は同期式間欠的強制換気（SIMV）とプレッシャーサポート換気（PSV）の併用を例に挙げて説明します．強制換気としてボリュームコントロール換気（VCV）を用いる設定としました．

リークも自発呼吸もないとき，グラフィックモニターは図1のようになります．自発呼吸がないのでPSVは作動せず，VCVだけが観察されるはずです．吸気流量が一定のタイ

表3 | 胃管の気管誤挿入を発見する方法

人工呼吸器の リークで発見する	・誤作動 ・呼気の一回換気量が低下
グラフィック モニター以外で 発見する	・空気を注入しても上腹部で音が聞こえない ・X線撮影で気管支内にある ・胃管の内面に曇り ・胃液が逆流しない ・排液が酸性でない

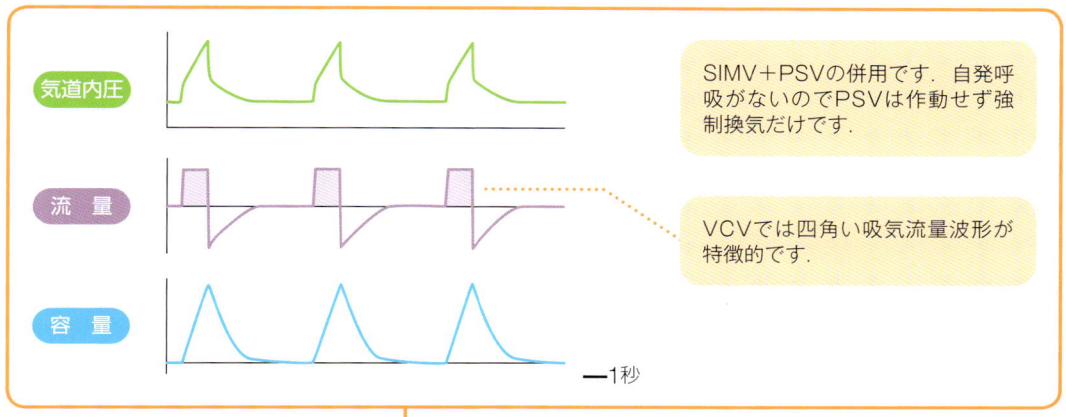

図1 リークも自発呼吸もない場合

SIMV＋PSVの併用です．自発呼吸がないのでPSVは作動せず強制換気だけです．

VCVでは四角い吸気流量波形が特徴的です．

プのVCVを用いている場合，吸気流量の波形は四角，気道内圧は右上がりになります．また，呼気の終わりに容量は基線に戻っています．

さて，さっきの患者さんでは図2のような波形になっていました（→p.68まんが）．

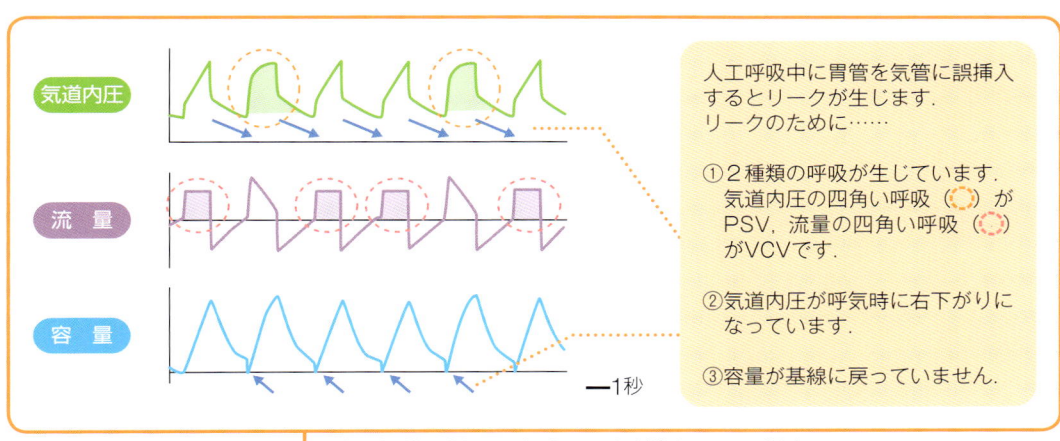

図2 胃管の気管誤挿入によりリークが生じている場合

人工呼吸中に胃管を気管に誤挿入するとリークが生じます．
リークのために……

① 2種類の呼吸が生じています．気道内圧の四角い呼吸（○）がPSV，流量の四角い呼吸（○）がVCVです．

② 気道内圧が呼気時に右下がりになっています．

③ 容量が基線に戻っていません．

● **2種類の呼吸パターン**

　2種類のパターンが混じっており，かなりの頻呼吸になっていますね．SIMVとPSVの併用では設定回数分だけVCVが行われ，自発呼吸が増えればPSVで補助されます．VCVでは吸気流量の波形は四角，気道内圧は右上がりになります．一方，PSVでは気道内圧は四角，流量は右下がりになります．

　ここで注目するのはPSVです．PSVは自発呼吸に対する補助換気です．自発呼吸のない患者さんでPSVが作動するのは明らかに変で，誤作動と考えられます．

● **気道内圧が呼気時に右下がり**

　気道内圧が呼気時に右下がりになっています．リークのために気道内圧を一定に保てないのです．

● **容量が基線に戻らない**

　呼気の終わりに容量が基線に戻っていません．リークの分だけ，呼気の一回換気量が減るためです．デジタルで表示される呼気一回換気量も，設定値より小さくなるはずです．

　気管への誤挿入を疑ったとき，トリガー感度を思い切り鈍くするのも一つの発見方法です．トリガー感度を鈍くするとPSVが作動しなくなり，VCVの強制換気のみとなります（図3）．リークのせいで気道内圧が呼気時にゆっくり低下したり，流量がプラスに転じたりするのを見つけることができます．

> PSVは作動せず強制換気のみとなります．リークのために，気道内圧はPEEP設定よりも低下します．

> PEEPを保とうと流量が供給されると，流量波形がプラスに転じます（◯）．

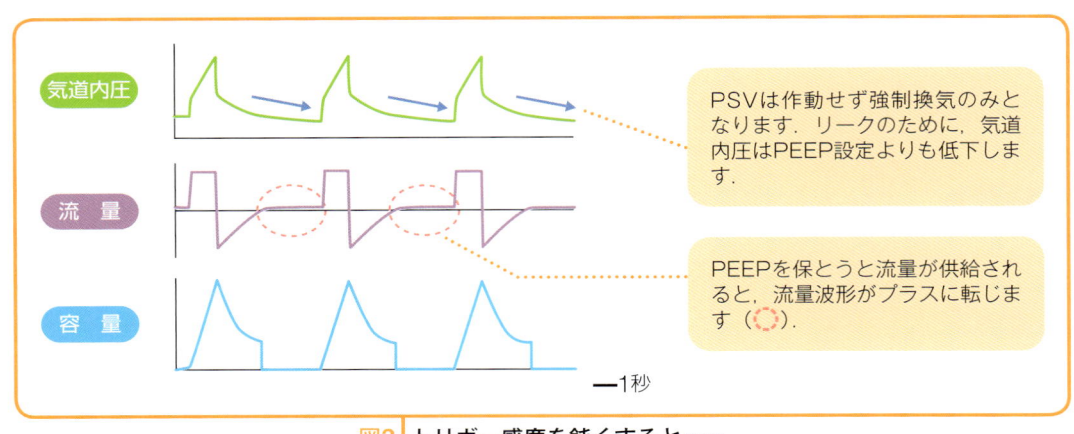

図3 トリガー感度を鈍くすると……

3 人工呼吸器以外で確認するには？（表3）

●空気注入で聴診

シリンジで胃管に空気を注入し，上腹部を聴診します．胃管がちゃんと胃に入っていれば「ゴボゴボ」という気泡音がはっきり聞こえます．気管に誤挿入されていれば上腹部にゴボゴボ音は聞こえないはずです．

●X線撮影

胸部あるいは腹部のX線撮影を行い，胃管の先端を確認するのが確実です．特に胃管を入れたときや，入れ替えたときに，X線撮影で先端を確認することが推奨されています．

●胃管の内面が曇る

胃管が気管に入っているとガスが漏れてきます．呼気ガスは湿っているので，胃管内面が曇ります．

●胃液が逆流しない・排液が酸性でない

気管に誤挿入されていれば，胃液は逆流してきません．何か液が出てきたとしても，pHを調べれば胃液と区別できるでしょう．

😮 胃管が胃にちゃんと入ってるかどうかはどうやって確かめる？

😊 上腹部を聴診しながら，胃管に空気を注入します．

🤓 「ゴボゴボ」って音がするんやな．でも新規で入れたときや入れ替えたときはX線写真で確かめる方が確実らしいわ．

😀 へ〜！

🧐 人工呼吸中の患者さんの気管に胃管が入ったら，リークして誤作動が起こることもあるんや．今日はこれをグラフィックモニターで発見したっちゅうわけや．

😊😀 なるほど．

🧑‍🦰 で，胃管を入れた後に，決め台詞があるんやけど…….

👦 まさか!?

👨 またか!?

🧑‍🦰 入ってなかったら「これはいかん！」，入ってたら「栄養はじめてえいよう」って言うんや．

👦 ぼそぼそ……（西野先輩，最近ギャグにキレがないと思うんだけど……）

👨 ……ぼそっ（というより，キリがないっス）

第2部 グラフィックモニターをフル活用

4 電源の入れ忘れ

電源はバッチリー？ の巻

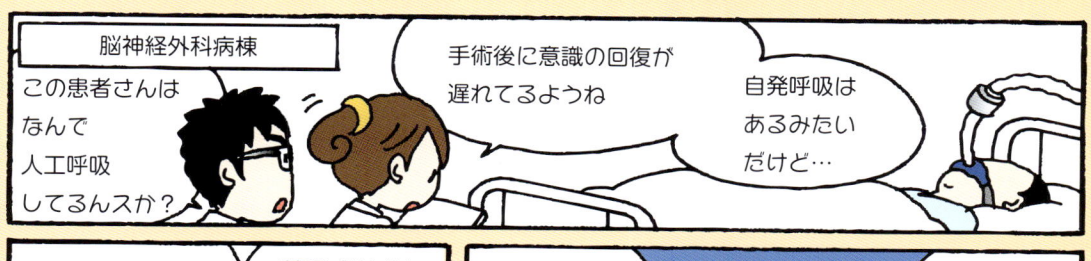

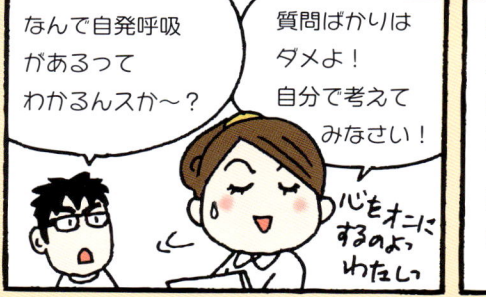

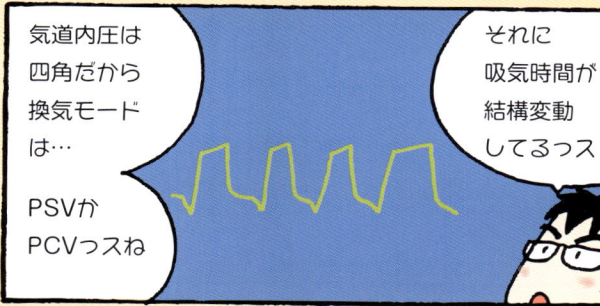

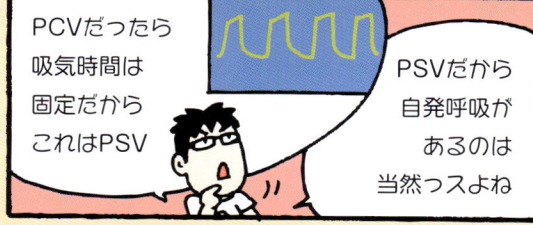

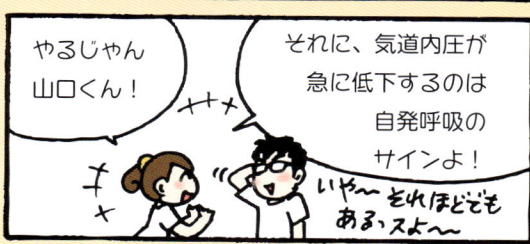

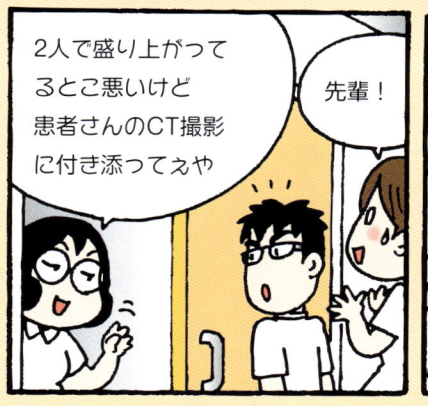

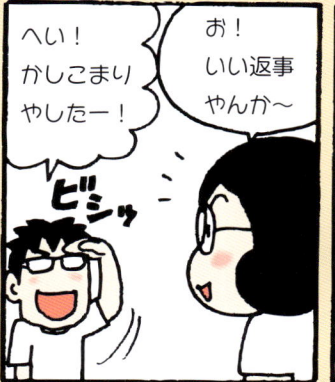

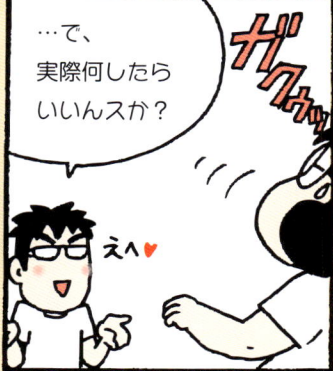

【脳神経外科病棟】

この患者さんはなんで人工呼吸してるんスか？

手術後に意識の回復が遅れてるようね

自発呼吸はあるみたいだけど…

なんで自発呼吸があるってわかるんスか〜？

質問ばかりはダメよ！自分で考えてみなさい！
（心をオニにするのよ、わたし）

気道内圧は四角だから換気モードは…PSVかPCVっスね

それに吸気時間が結構変動してるっス

PCVだったら吸気時間は固定だからこれはPSV

PSVだから自発呼吸があるのは当然っスよね

やるじゃん山口くん！

それに、気道内圧が急に低下するのは自発呼吸のサインよ！

いや〜それほどでもあるっスよ〜

2人で盛り上がってるとこ悪いけど患者さんのCT撮影に付き添ってぇや

先輩！

へい！かしこまりやしたー！

お！いい返事やんか〜

…で、実際何したらいいんスか？

ガクッ

えへ♥

75

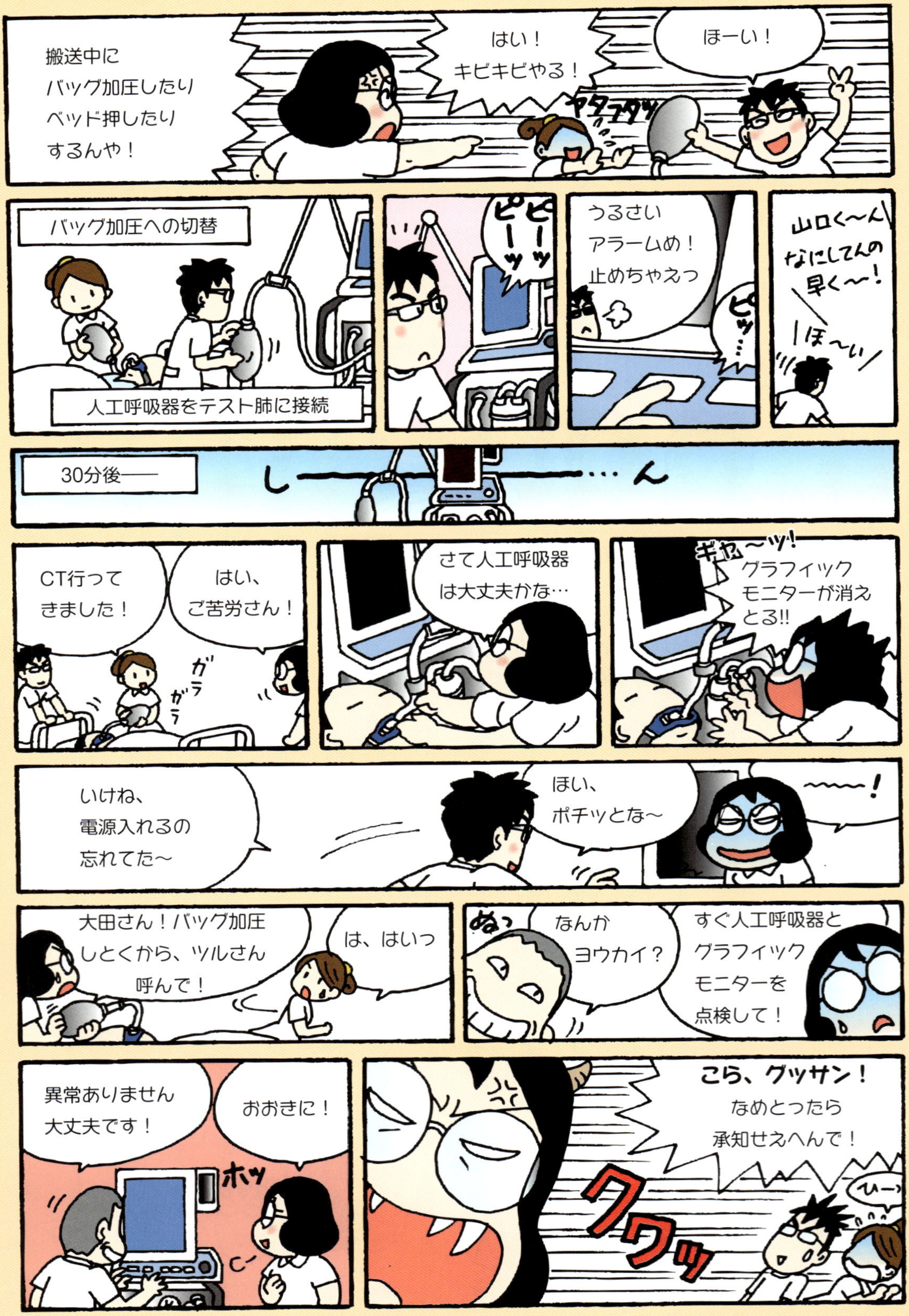
搬送中に
バッグ加圧したり
ベッド押したり
するんや！
はい！
キビキビやる！
ほーい！
バッグ加圧への切替
人工呼吸器をテスト肺に接続
ピーッ
ピーッ
うるさい
アラームめ！
止めちゃえっ
ピッ…
山口く～ん
なにしてんの
早く～！
ほ～い
30分後──
し───────…ん
CT行って
きました！
はい、
ご苦労さん！
ガラ
ガラ
さて人工呼吸器
は大丈夫かな…
ギャ～ッ！
グラフィック
モニターが消え
とる!!
いけね、
電源入れるの
忘れてた～
ほい、
ポチッとな～
～～！
大田さん！バッグ加圧
しとくから、ツルさん
呼んで！
は、はいっ
ぬっ
なんか
ヨウカイ？
すぐ人工呼吸器と
グラフィック
モニターを
点検して！
異常ありません
大丈夫です！
おおきに！
ホッ
こら、グッサン！
なめとったら
承知せえへんで！
クワッ

電源の入れ忘れ

　山口くん，大失敗をしてしまいました．人工呼吸器の電源（バッテリー）をオフにしたまま，患者さんに接続してしまいました．これは危ない．つまり，バッテリーはバッチリじゃなかった……失礼しました．電源の入れ忘れはたまに医療事故としてマスコミに取り上げられますが，われわれの近くでも起こり得ます．なにせ人間はミスをする生き物と言われているぐらいですから．私にも似たような経験があります．電源を入れ忘れた背景と対策について考えていきたいと思います．その前に……．

1 PSVとPCVを見分けるには？

　電源の入れ忘れについてお話しする前に，グラフィックモニターのおさらいをしましょう．大田さんはベッドサイドで自発呼吸があると一発で見抜きました．その種明かしをしましょう．鍵は気道内圧波形です（図1）．

　まず，自発呼吸に合わせて気道内圧が鋭く低下しています．自発呼吸努力が起こってから補助呼吸が始まるまで約0.1秒かかるので，気道内圧が低下するわけです．

　次に，プレッシャーサポート換気（PSV）もプレッシャーコントロール換気（PCV）も吸気の間，気道内圧を設定された値に上げるので気道内圧は四角になります．PSVでは吸気開始のタイミングや吸気時間を決定するのは患者さんです．呼吸は揺らいでおり，

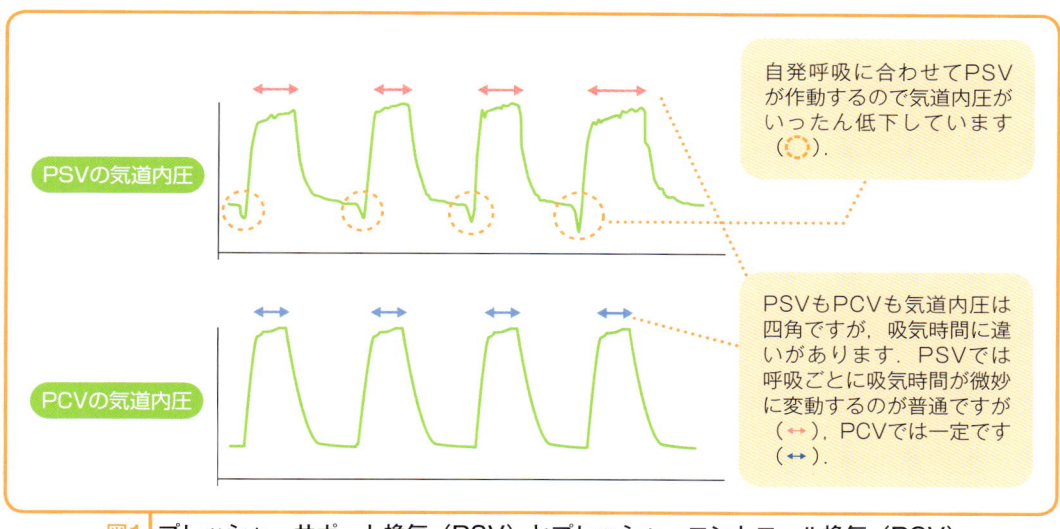

図1 プレッシャーサポート換気（PSV）とプレッシャーコントロール換気（PCV）

　PSVの気道内圧：自発呼吸に合わせてPSVが作動するので気道内圧がいったん低下しています（⚬）．

　PCVの気道内圧：PSVもPCVも気道内圧は四角ですが，吸気時間に違いがあります．PSVでは呼吸ごとに吸気時間が微妙に変動するのが普通ですが（↔），PCVでは一定です（↔）．

PSVの吸気時間は呼吸ごとに微妙に変動するはずです．一方，PCVの吸気時間はあらかじめ設定するので，いつも一定です．この患者さんでは吸気時間が変動していたのでPSVとわかります（→p.75まんが）．

2 人工呼吸器を外す

人工呼吸器を数十分～数時間外す場面は結構あると思います（表1）．例えば，検査や手術のため患者が病棟から出診していく場面や，長時間の処置やケアを行う場面が思い当たります．また自発呼吸の強さを調べるTピース試験では，人工呼吸器を外して専用回路につなぎ変えます．

表1 人工呼吸器を長時間外す場面

①患者の移動
・CTやMRIなどの検査室へ出診
・手術室や処置室へ出診
・病棟間やベッド間の移動
②処置やケア
・入浴，清拭
・人工呼吸器の交換
・抜管と再挿管
③Tピース試験

このようなとき，みなさんは人工呼吸器をどうしていますか？　一つの対応はテスト肺に接続して電源を切ることです（表2）．何時間もテスト肺を換気するのは電気の無駄遣いと感じるのはもっともです．それに電源がオンのままだとアラームがうるさいですね．

もう一つは人工呼吸器の電源を入れたままにしておく対応です．こちらの対応が安全でしょう．ただしいろいろなアラームに対する対応が必要となります．この患者さんのようにPSVモードであれば，テスト肺に接続すると自発呼吸がないため，無呼吸アラームと低換気量アラームが作動します．アシストコントロール換気（ACV）や同期式間欠的強制換気（SIMV）では，強制換気の回数が保証されているので，無呼吸アラームは鳴りませんが，気道内圧アラーム，低換気量アラームがしばしば作動します．鳴り続けるアラームを放置するわけにはいきませんね．「数分おきにアラームを消音にする」「アラームが鳴らないようアラーム設定を変更する」「換気条件を変更する」などの対応が必要になります．

表2 人工呼吸器を長時間外す場合の対応

①テスト肺に接続し電源オフ
②テスト肺に接続し電源は入れたまま
1．アラームが作動したら，数分おきにアラームを消音にする
2．アラームが作動しないようアラーム設定を変更する
3．アラームが作動しないよう換気モードを変更する

そして，患者さんに人工呼吸器を再装着する際には，これらを元に戻さなくてはなりません．

3 電源入れ忘れを防ぐには？

山口くんはCT検査の搬送でとても緊張してしまって，緊張が緩んだときに注意力に穴が開いてしまったようです．忙しかったり，緊張が強すぎたり緩んでいたり，ほかの用事や患者に注意が分散したりすると，電源を入れ忘れてしまうかもしれません．

人工呼吸器の電源入れ忘れを防ぐ方法は何でしょうか？　私のおすすめは，人工呼吸器に接続する場合の指差し確認，ダブルチェックです．電源がオンになっているかどうか，換気条件が設定どおりかどうか，指差し確認し，複数のスタッフでチェックすればミスを未然に防ぐことができます．

グラフィックモニターを観察するのも有用です．最近の人工呼吸器の多くは，本体電源とグラフィックモニターの電源が共通しています．ということはグラフィックモニターの波形が表示されていれば人工呼吸器の電源はオンになっています(写真1)．最終的には患者が呼吸しているかどうかを観察し，パルスオキシメーター，カプノメーター，バイタル

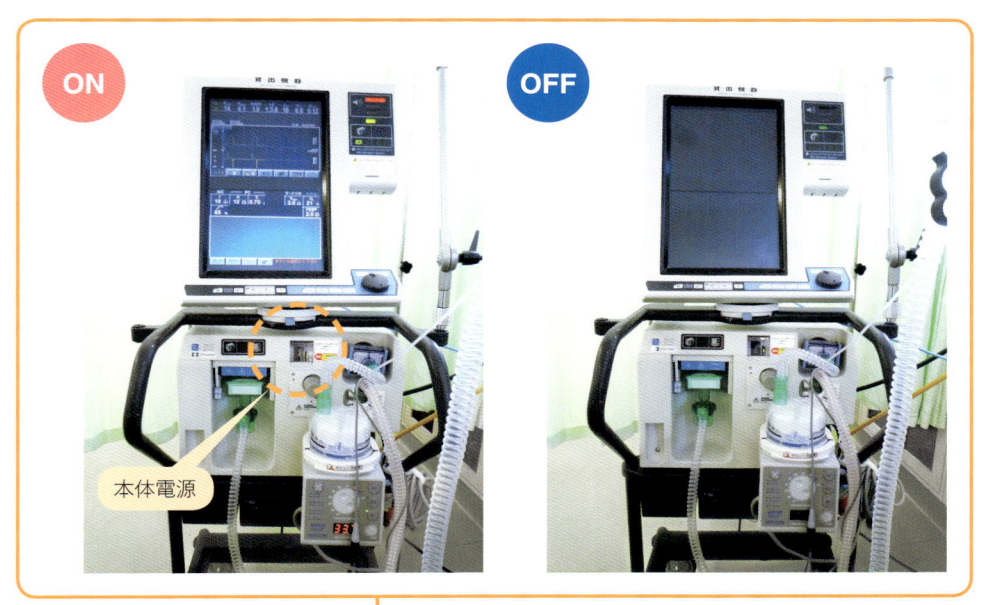

写真1　人工呼吸器の電源オンとオフ

最近の人工呼吸器では，本体，グラフィックモニター，加温加湿器の電源が一体化しています．グラフィックモニターの波形が表示されていれば，本体電源（◯）はオンになっているはずです．

サインを確認しましょう．

> 🧑‍⚕️ 本当に申し訳ないっス．CTから帰ってほっとしたら……．
>
> 👩 私も横にいながらすみません……．
>
> 👨‍🦱 ババ怒りして悪かったな．でも，しょうもないミスで患者さんを危険な目に遭わせるわけにはいかんのや．仲間が苦しむことになるのはもっといやなんや．ええか，安全な人工呼吸には何より慎重さが大切なんやで．
>
> 🧑‍⚕️ へ〜？ 大田さんと僕の差は20cmぐらいっスけど．
>
> 👨‍🦱 それは「身長差」！ わてが言ってるのは「慎重さ」！ 今日は宿題を出すで．グッサンは人工呼吸でミスの起こりやすい場面を考えるんや．大田さんはその対策を考えてみ．
>
> 👩🧑‍⚕️ ひょぇ〜宿題きらい！

第2部 グラフィックモニターをフル活用

5 結露

人工呼吸回路が貧乏ゆすり？ の巻

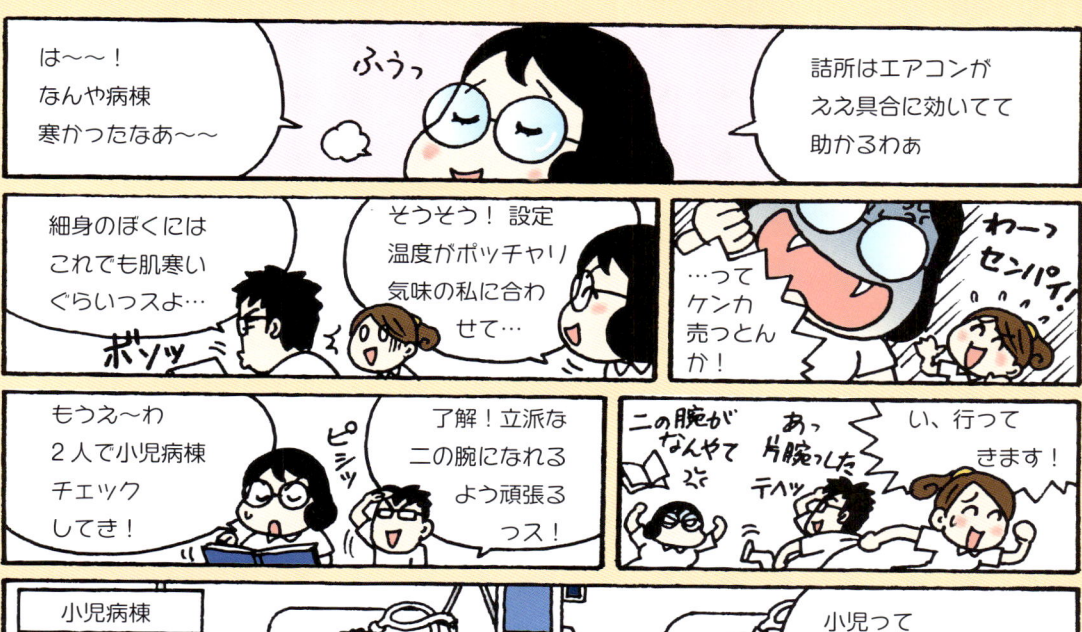

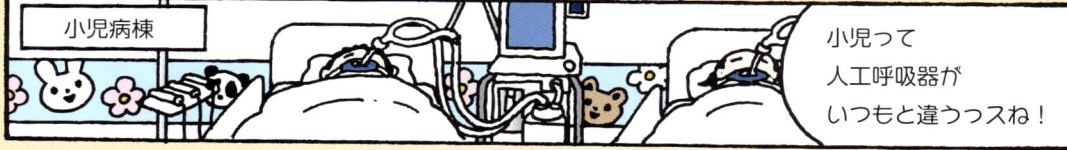

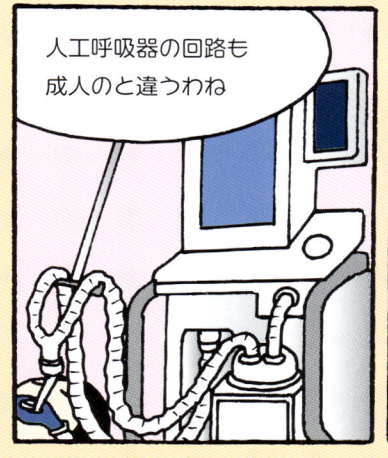

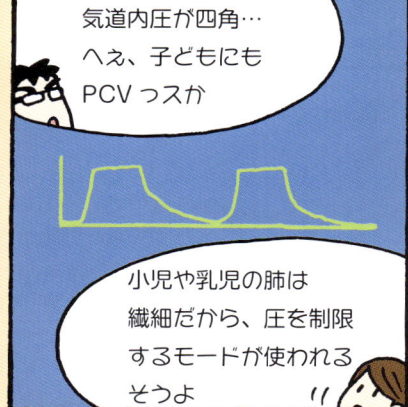

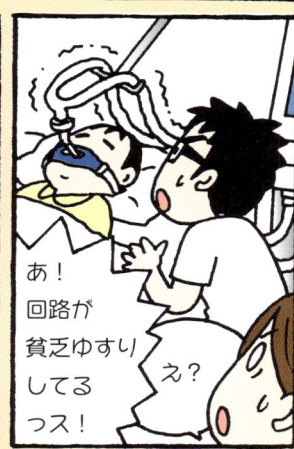

は〜〜！なんや病棟寒かったなあ〜〜

詰所はエアコンがええ具合に効いてて助かるわあ

細身のぼくにはこれでも肌寒いぐらいっすよ…

そうそう！設定温度がポッチャリ気味の私に合わせて…

…ってケンカ売っとんか！

わーっセンパイ！

もうえ〜わ2人で小児病棟チェックしてき！

了解！立派な二の腕になれるよう頑張るっす！

二の腕がなんやて

あっ片腕った

い、行ってきます！

小児病棟

小児って人工呼吸器がいつもと違うっスね！

人工呼吸器の回路も成人のと違うわね

気道内圧が四角…へぇ、子どもにもPCVっスか

小児や乳児の肺は繊細だから、圧を制限するモードが使われるそうよ

あ！回路が貧乏ゆすりしてるっス！

え？

本当だ！回路が揺れてる！

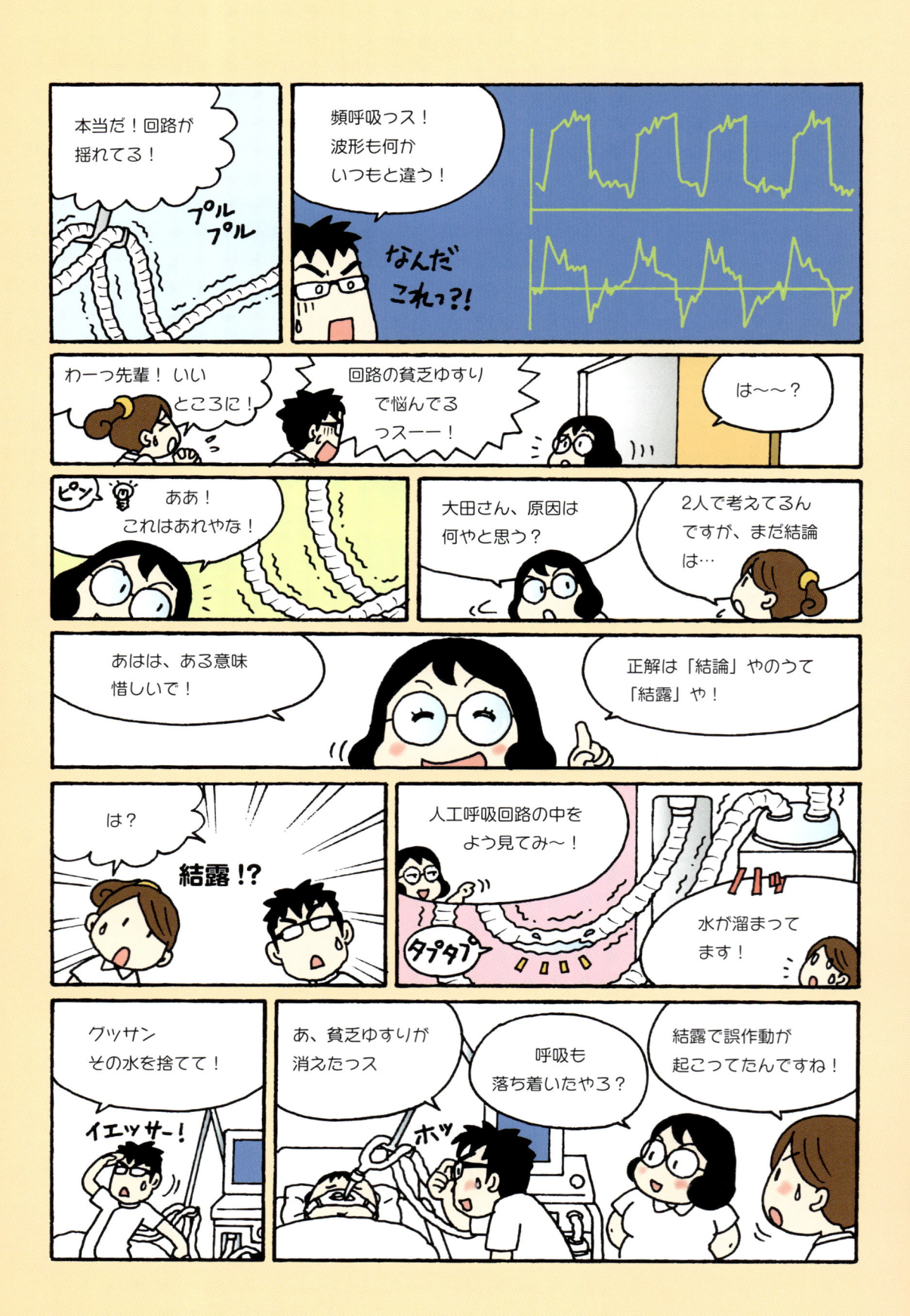

プルプル

頻呼吸っス！波形も何かいつもと違う！

なんだこれっ?!

わーっ先輩！いいところに！

回路の貧乏ゆすりで悩んでるっスーー！

は〜〜？

ピン

ああ！これはあれやな！

大田さん、原因は何やと思う？

2人で考えてるんですが、まだ結論は…

あはは、ある意味惜しいで！

正解は「結論」やのうて「結露」や！

は？

結露!?

人工呼吸回路の中をよう見てみ〜！

タプタプ

水が溜まってます！

グッサンその水を捨てて！

イエッサー！

あ、貧乏ゆすりが消えたっス

呼吸も落ち着いたやろ？

結露で誤作動が起こってたんですね！

結露

　山口くんのセクハラ発言に西野主任がキレてしまいましたが，オヤジギャグを発散して許してくれたようです．ちなみに，オヤジギャグを連発する迷惑行為を，「ギャグハラ」と呼んではどうかと考えています．「あんたこそギャグハラで職場の風紀を乱しているやろ」と，西野主任に叱られそうですが．

　さて，今回は結露で起こった誤作動を取り上げます．人工呼吸中の小児や乳児に対して加温加湿器でしっかり加湿しているとき，この現象がときどき起こります．

1 結露による誤作動を見きわめるポイント

　図1にグラフィックモニターを示します．気道内圧が四角形，吸気時間が一定なのでプレッシャーコントロール換気（PCV）であるのは明らかですね．注目ポイントは次の2つです．

● **呼吸リズムが乱れ，頻呼吸となっている**（図1-①）

　呼吸のリズムが乱れ，6秒間に4回も呼吸しています．1分間当たりに直すと40回もの頻呼吸です．人工呼吸器が自発呼吸と思い込んで誤作動していることが疑われます．誤作動で一番多い原因はリークですが，結露でも誤作動が起こります．

①呼吸リズムの乱れ
6秒間に4回のPCVが起こっています．40回/minもの頻呼吸です．誤作動が疑われます．

②気道内圧の振動（↓）
　流量の振動（↓）
気道内圧と流量の波形がところどころで振動しています．吸気開始時に流量の振動が起こっている呼吸もあります．

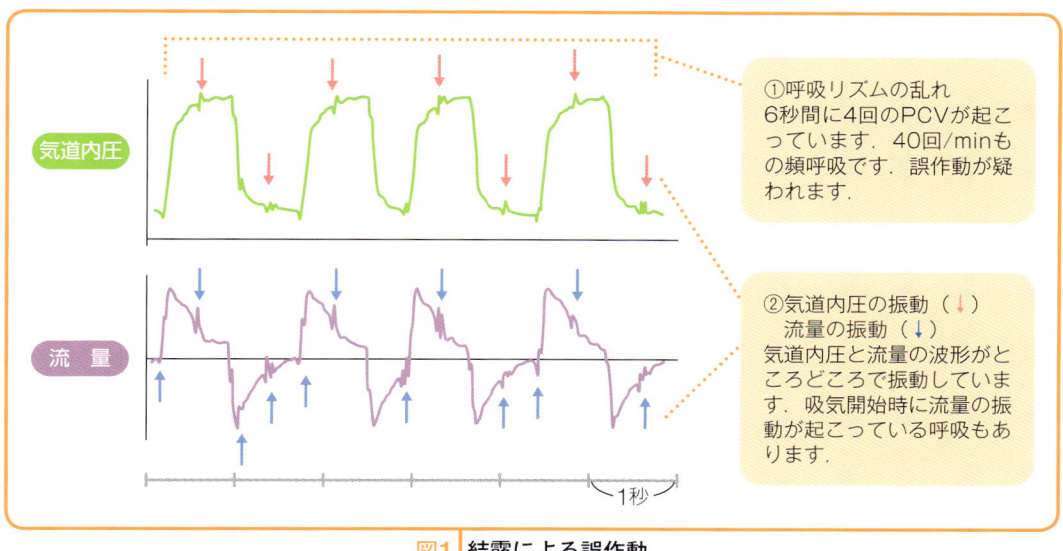

図1 結露による誤作動

● **気道内圧や流量がところどころで振動している**（図1-②）

　吸気時にも呼気時にも，ところどころで気道内圧が振動しています．気道内圧の振動と一致して，流量も振動しています．吸気開始時にこの振動が起こっているように見える呼吸もあります．

　回路内に溜まった結露を空気が通り抜ける際に振動が生じ，流量や気道内圧の変化が生じます．この変化がトリガー感度を超えたため，誤作動が起こったのです．回路をチェックすると，結露の水がボコボコ震え，回路も揺れていました（写真1）．

　結露を取り除いたときのグラフィックモニターを図2に示します．気道内圧と流量の振動が消えました．誤作動も消失し，規則正しい呼吸となりました．この患者では加温加湿器でしっかり加湿していたため，室温で回路が冷えて結露が起こっていたのでしょう．

2 結露が起こりやすい状況（表1）

　人工呼吸中に加湿は必須で，この目的で加温加湿器や人工鼻を用います．小児では，性能の良い人工鼻がないため，加温加湿器を使うことが多いです．加温加湿器の温度・湿度の設定を上げると，供給されるガスはしっかり加湿されます．室温が低く，熱線（ヒータ

表1｜結露の起こりやすい状況

①加湿装置 ・加温加湿器を使用 ・温度/湿度の設定が高め
②人工呼吸回路 ・熱線（ヒーターワイヤー）が入っていない ・小児用などで用いられる小径の回路
③環境：室温が低い

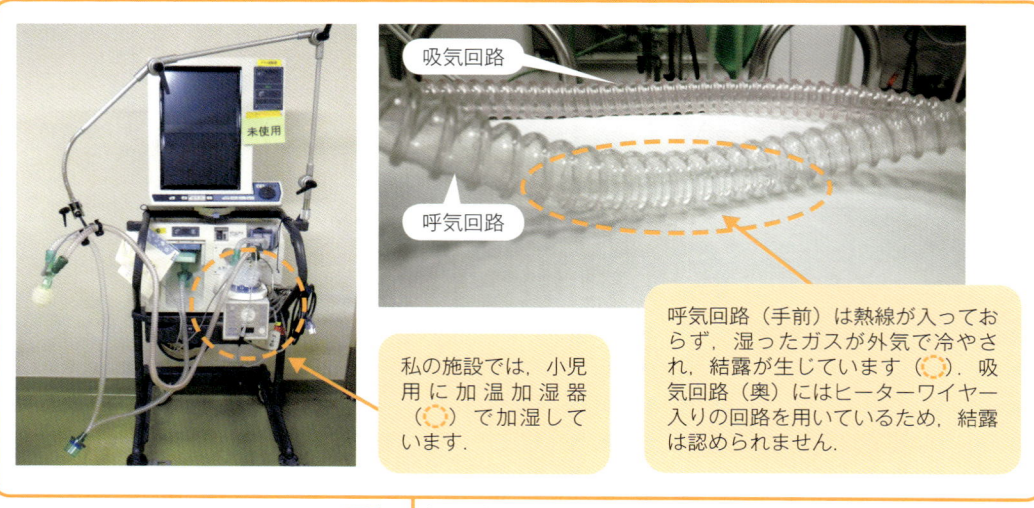

私の施設では，小児用に加温加湿器（◯）で加湿しています．

呼気回路（手前）は熱線が入っておらず，湿ったガスが外気で冷やされ，結露が生じています（◯）．吸気回路（奥）にはヒーターワイヤー入りの回路を用いているため，結露は認められません．

写真1｜人工呼吸回路と加温加湿器

図2 結露を除去した際の波形

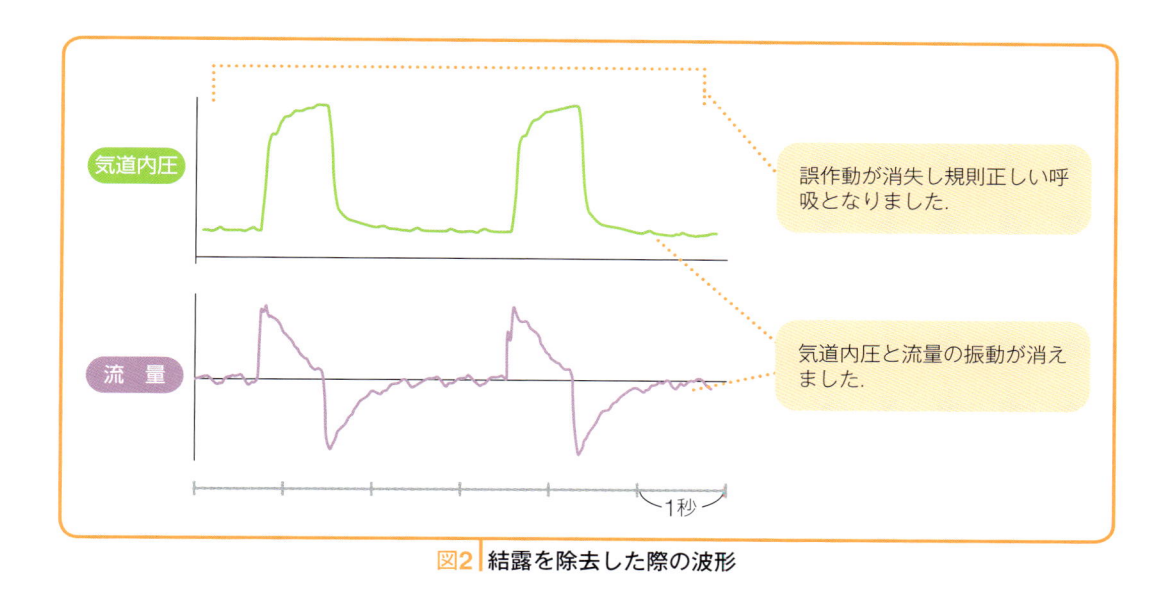

- 誤作動が消失し規則正しい呼吸となりました．
- 気道内圧と流量の振動が消えました．

ーワイヤー）なしの回路を用いると，ガスが冷やされて結露ができます．

体温（37℃）に温められた空気は44mg/Lの水蒸気を保持できますが，21℃に冷やされると18mg/Lしか保持できなくなります．つまり，半分以上の水蒸気が結露になってしまうわけです．

なお，小児では細めの回路を用いることが多く，少量の結露でも問題になりますので注意してください．

3 結露の影響は？（表2）

結露が大量に溜まると，ボコボコと水が揺れ，その振動で誤作動が起こることがあります．次に，回路の結露水が患者さんの気管に垂れ込むと，咳を誘発したり，窒息や低酸素血症を引き起こしたりするかもしれません．人工呼吸器本体に流れ込むと故障の原因になります．

また，吸気回路に結露ができるということは，せっかくの湿度が途中で失われるということを意味します．加湿不足が続くと喀痰が硬くなり，肺合併症を起こしやすくなるでし

表2 結露がもたらす影響

①人工呼吸器の誤作動
②気管への結露水の垂れ込み
③人工呼吸器本体への結露水の流れ込み，呼気弁の故障
④回路内での菌の繁殖
⑤加湿不足で喀痰が粘稠になる
⑥看護者は結露水を捨てるための操作が必要となる

ょう．

4 結露の予防と対策（表3）

熱線（ヒーターワイヤー）入りの回路を用いれば結露ができにくく，しかもしっかり加湿された吸気ガスが患者に供給されます．回路やウォータートラップに溜まった結露はこまめに捨てましょう．ただし，ウォータートラップの接続不良やリークには十分注意しましょう．

成人では人工鼻を用いると結露はほとんど問題にならなくなります．

最後に，「結露が嫌だから加温加湿器の設定を下げる」というのは決してやってはいけません．加湿効果が悪いために喀痰が粘稠になり，肺合併症が増えるからです．

表3　結露の予防と対策

①ヒーターワイヤー付きの回路を用いる
②室温を上げる
③結露をこまめに払い落として捨てる
④成人では人工鼻を用いる
⑤「加温加湿器の設定を下げる」は絶対ダメ！

　グッサン，結露って身近でも起こってるんやで．

　ん〜，わからないっス．

　寒い日に暖房していると窓ガラスが曇る現象ですね．

　そうや．湿った空気が冷やされて結露ができるんや．加温加湿器でしっかり加湿して，ほんでもって病室が寒いと，回路内に結露ができやすくなるっちゅうわけや．

　難しいっス．

　ほう，グッサンにも結露ができてるで．

　これは汗っス！

　ガハハ〜ッ，冗談やがな．回路に結露が溜まったら，何が困るんや？

🧑 誤作動が起きて大変っス．

👧 結露水が患者さんの気道に入ったら困ります．

👨 今日の結論……，財布に金は貯めても，回路に水は溜めるな！

第**2**部 グラフィックモニターをフル活用

6 気道分泌物の貯留

波形が震えると心も震える？の巻

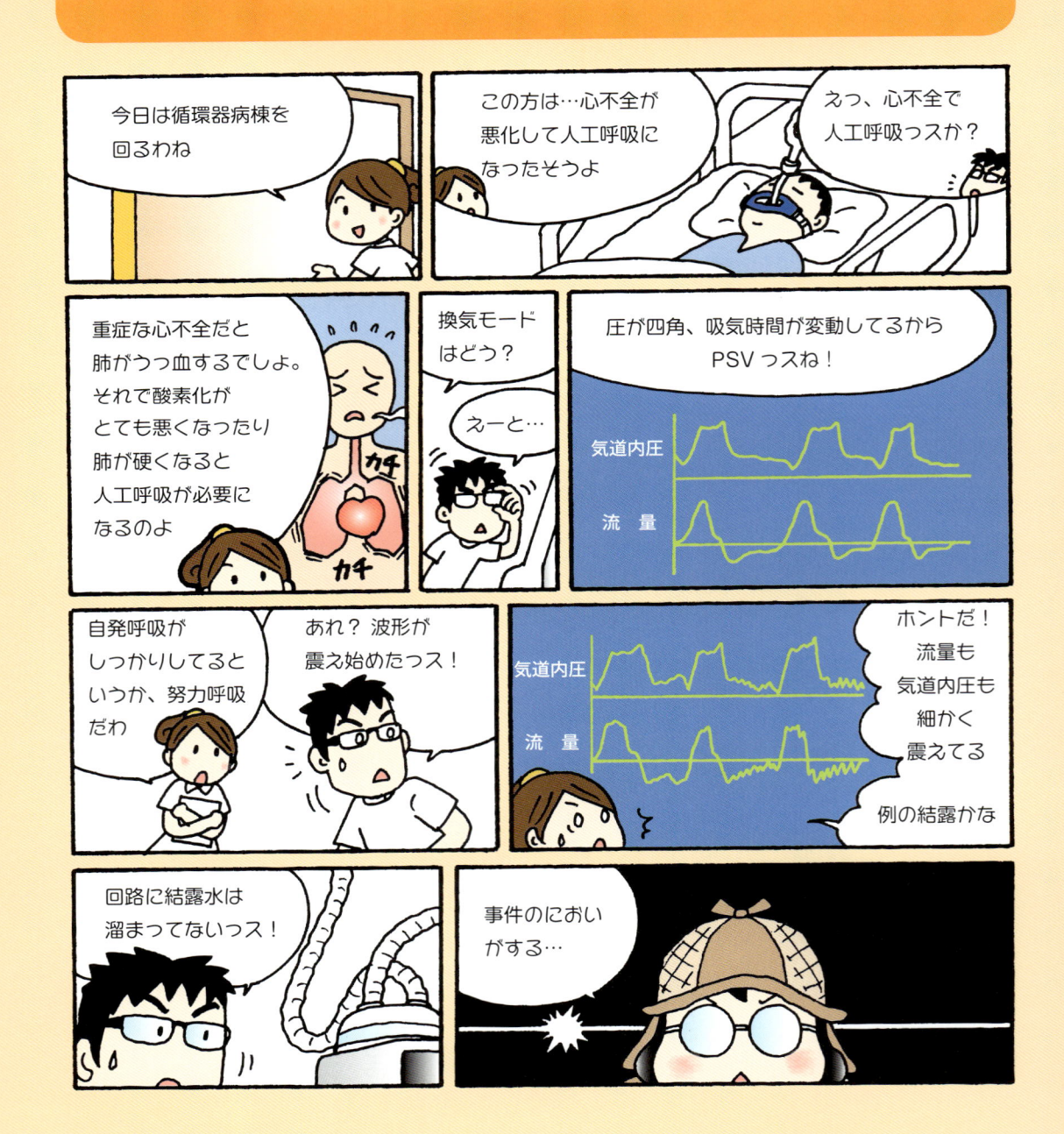

今日は循環器病棟を回るわね

この方は…心不全が悪化して人工呼吸になったそうよ

えっ、心不全で人工呼吸っすか？

重症な心不全だと肺がうっ血するでしょ。それで酸素化がとても悪くなったり肺が硬くなると人工呼吸が必要になるのよ

カチ カチ

換気モードはどう？

えーと…

圧が四角、吸気時間が変動してるからPSVっすね！

気道内圧
流量

自発呼吸がしっかりしてるというか、努力呼吸だわ

あれ？波形が震え始めたっス！

気道内圧
流量

ホントだ！流量も気道内圧も細かく震えてる

例の結露かな

回路に結露水は溜まってないっス！

事件のにおいがする…

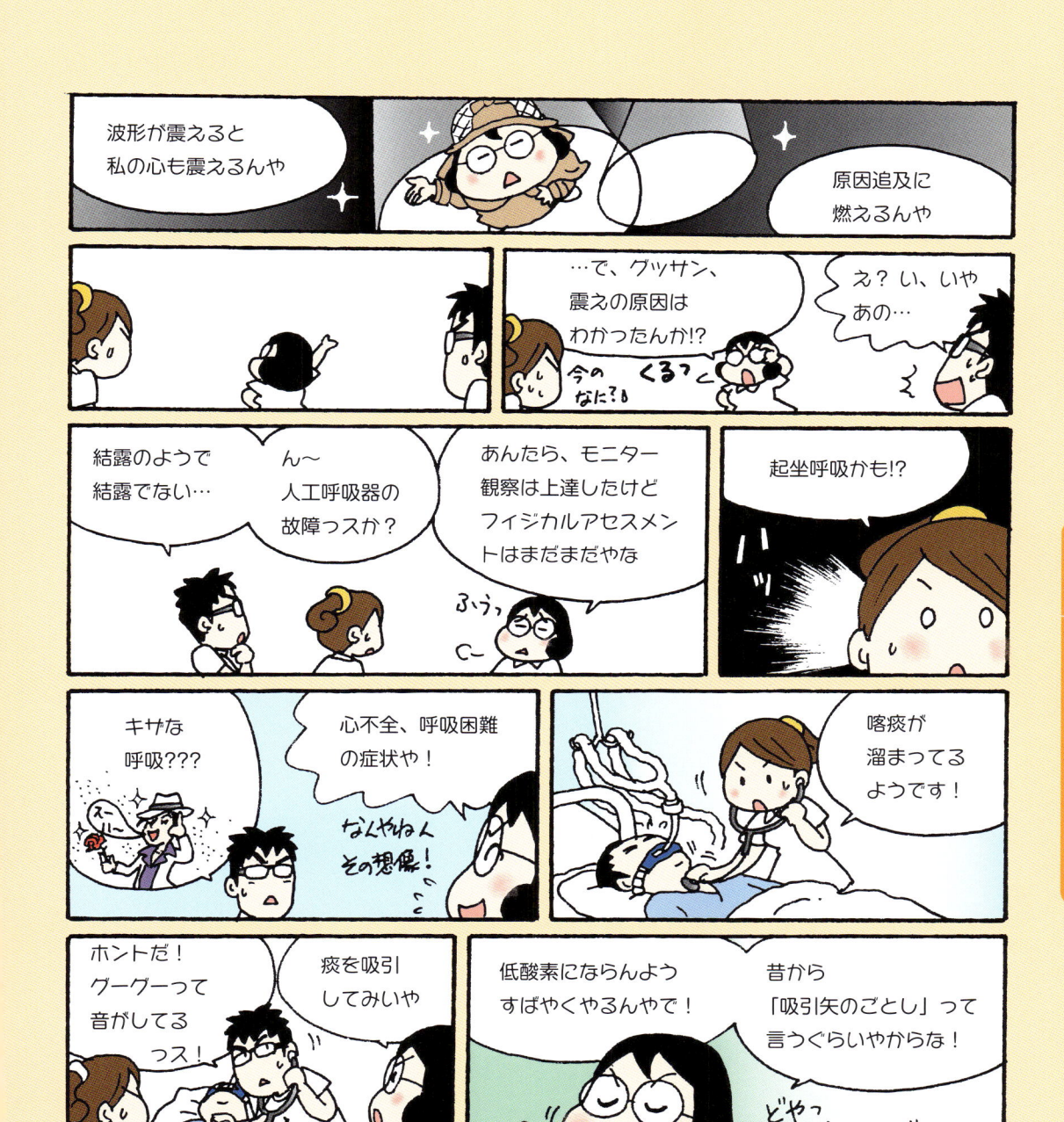

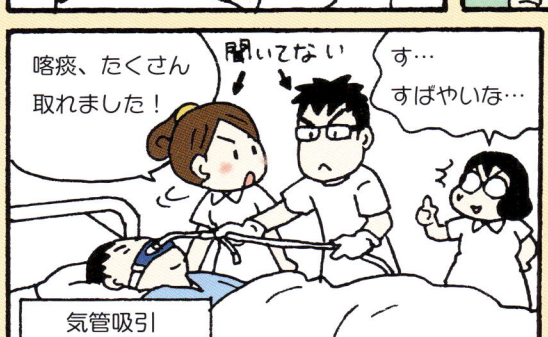

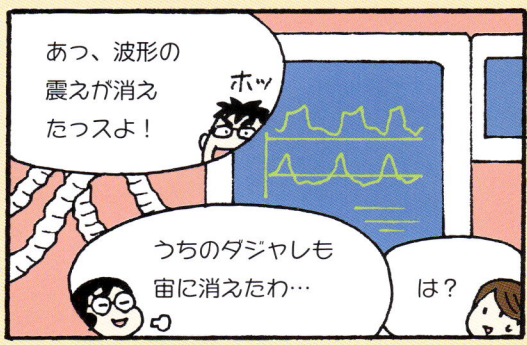

気道分泌物の貯留

喀痰や気道分泌物が溜まると苦しいですね．気管吸引が必要になります．しかし，気管吸引は患者さんにとって侵襲が大きい処置の一つです．不必要な気管吸引を避けるためには，気道分泌物の有無を正しく認識することが大切です．今回は，気道分泌物発見の手段としてグラフィックモニターを活用しましょう．

1 グラフィックモニターの観察ポイント

まず，図1にグラフィックモニターを示します．気道内圧が四角形，吸気時間が変動しているのでプレッシャーサポート換気（PSV）と考えられます．注目ポイントは次の2つです．

● **気道内圧と流量が振動している**

気道内圧と流量ともに振動しています．呼気での振動が目立ちます．気道分泌物が溜まっている患者で，連続性のラ音（「グーグー」や「ブーブー」）が呼気時に聴こえることが多いです．なぜでしょうか？ 呼気時，胸腔内圧は陽圧になり，気道は圧迫を受けて少し狭くなります（図2）．狭い気道と分泌物の間を空気が通り抜けるので，ラ音が大きくなるのです．

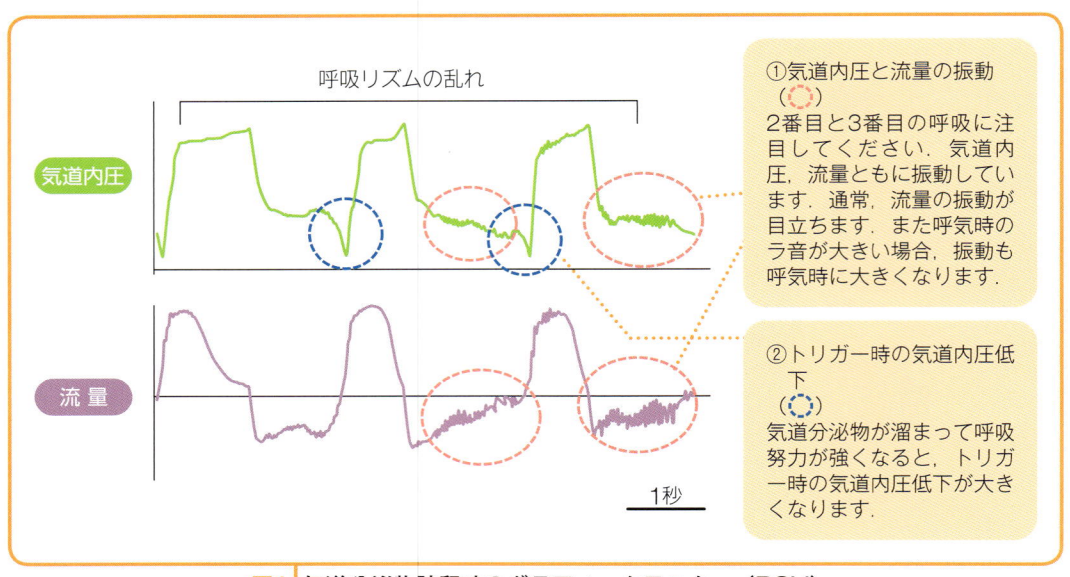

図1 気道分泌物貯留時のグラフィックモニター（PSV）

① 気道内圧と流量の振動（○）
2番目と3番目の呼吸に注目してください．気道内圧，流量ともに振動しています．通常，流量の振動が目立ちます．また呼気時のラ音が大きい場合，振動も呼気時に大きくなります．

② トリガー時の気道内圧低下（○）
気道分泌物が溜まって呼吸努力が強くなると，トリガー時の気道内圧低下が大きくなります．

水っぽい分泌物が気道を一部閉塞していて，吸気時に吹き飛ばされる場合は，はじけるような断続性ラ音「ブツブツ」が吸気時に大きく聴こえます（図3）．

● **トリガー時の気道内圧が低下している**

呼吸努力が大きくなると，トリガー時の気道内圧低下が大きくなります．患者さんが自発呼吸を始め，人工呼吸器がその自発呼吸を感知（トリガー）するまで，少し時間がかかるからです．

　　＊　　　　＊　　　　＊

気管吸引で分泌物を取り除いたときのグラフィックモニターを図4に示します．気道内圧と流量の振動が消えました．トリガー時の気道内圧の低下も少なくなっています．分泌物が取れて呼吸が楽になったのでしょう．

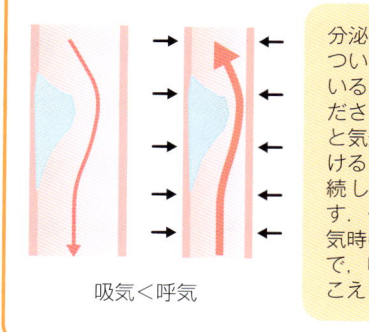

分泌物が気道にへばりついて気道を狭窄している場合を想像してください．空気が分泌物と気道の隙間を通り抜けるときに振動し，連続したラ音が生じます．一般に，気道は呼気時の方が狭くなるので，呼気時に大きく聴こえます．

吸気＜呼気

図2 連続性ラ音

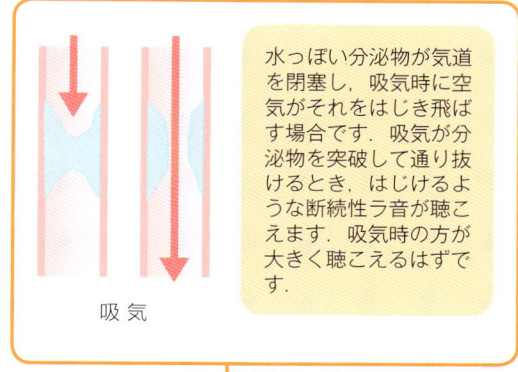

水っぽい分泌物が気道を閉塞し，吸気時に空気がそれをはじき飛ばす場合です．吸気が分泌物を突破して通り抜けるとき，はじけるような断続性ラ音が聴こえます．吸気時の方が大きく聴こえるはずです．

吸　気

図3 断続性ラ音

第2部 グラフィックモニターをフル活用

気道内圧と流量の振動が消えました．

トリガー時の気道内圧低下も少なくなっています．

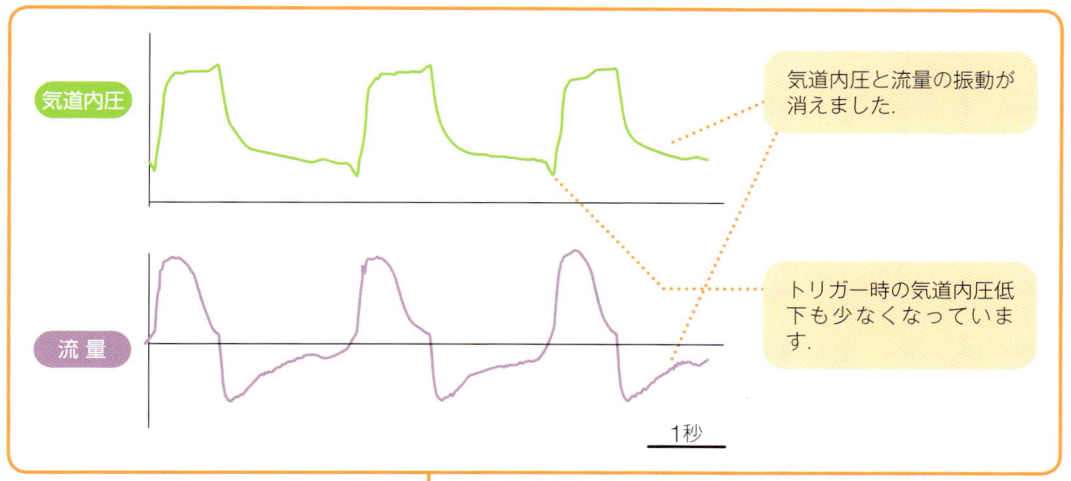

1秒

図4 喀痰を除去した際の波形

2 そのほかの人工呼吸器の観察ポイントは？

●**ボリュームコントロール換気（VCV）の場合，気道内圧が上がる**（図5）

気道分泌物が溜まると，空気が通りにくくなります．一回換気量が固定されたVCVでは，気道内圧が上昇します．ファイティングが起こると，VCVのみならずPSVやプレッシャーコントロール換気（PCV）でも気道内圧が上昇します．

●**PSVやPCVの場合，一回換気量が減る**（図6）

気道分泌物で気道が狭窄すると，同じ補助圧がかかっていても空気が流れにくくなるので，流量が減少し，一回換気量も減少します．

●**ファイティングが起こる**（図7）

気道分泌物が刺激となって咳嗽やファイティングが起こると，人工呼吸とまったく同調せず，患者さんはとても苦しくなります．気道内圧上昇，頻呼吸アラームが作動するはずです．

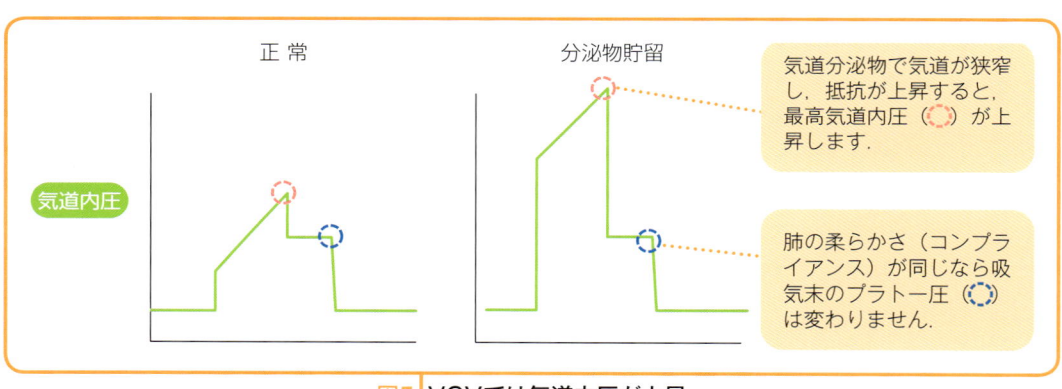

図5 VCVでは気道内圧が上昇

気道分泌物で気道が狭窄し，抵抗が上昇すると，最高気道内圧（○）が上昇します．

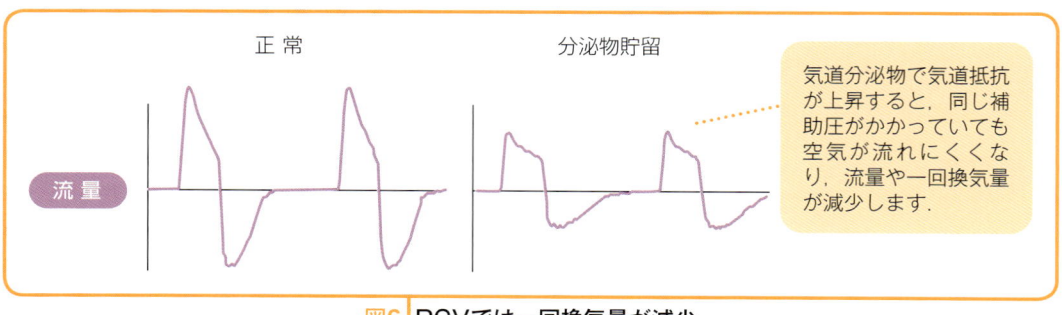

肺の柔らかさ（コンプライアンス）が同じなら吸気末のプラトー圧（○）は変わりません．

図6 PCVでは一回換気量が減少

気道分泌物で気道抵抗が上昇すると，同じ補助圧がかかっていても空気が流れにくくなり，流量や一回換気量が減少します．

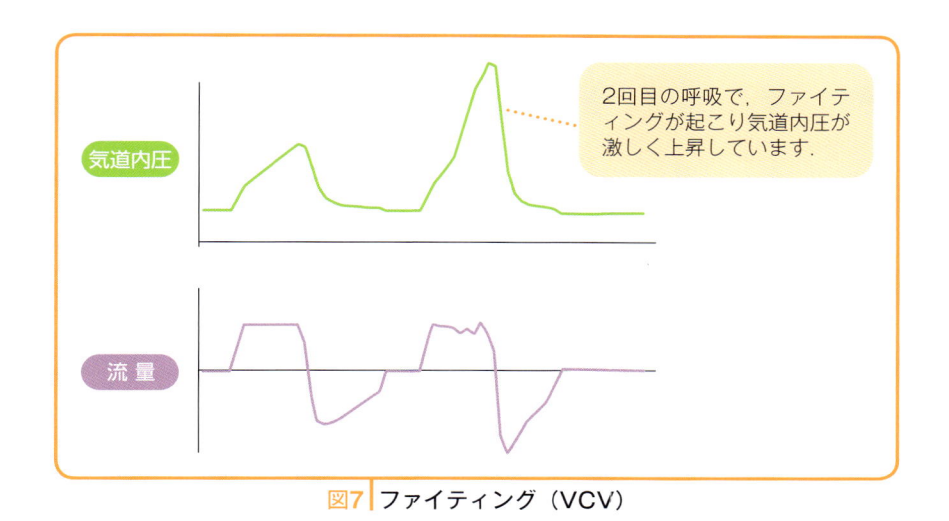

2回目の呼吸で，ファイティングが起こり気道内圧が激しく上昇しています．

図7 ファイティング（VCV）

3 人工呼吸器以外で発見するには？（表1）

実際に患者さんに接する場面ではフィジカルアセスメントがとても大切です．患者さんに直接触れて，視診，触診，聴診などを行い，症状を分析します．

●顔色や表情

分泌物貯留で低酸素血症となれば，患者さんの顔色は悪くなり，口唇にチアノーゼが出現します．呼吸苦が強くなるので，苦しそうな表情になったり，体動が激しくなったりします．冷や汗や脂汗をかいたり，四肢末梢が冷たくなることも多いですね．

表1 気道分泌物が貯留している際の注目点

①グラフィックモニターで波形の変化
②気道内圧の上昇
③一回換気量の低下
④顔色や表情
⑤呼吸パターンの変化
⑥気管チューブ内に分泌物
⑦呼吸音の変化
⑧触診で振動を触れる
⑨酸素飽和度，血行動態の変化

●呼吸パターン

分泌物が溜まった刺激で，努力呼吸や頻呼吸になります．努力呼吸が悪化すると起坐呼吸やファイティングとなることもあります．

●気管チューブ内に分泌物が見える

呼吸や咳嗽に合わせて分泌物が気管チューブ内を上下すれば，明らかですね．

●呼吸音

気道分泌物が貯留している場合，ラ音が聴取されます．聴取部位，連続性か断続性か，吸気時に強いか呼気時に強いか，音の性質に注意して聴取しましょう．呼吸音が低下した

り消失していれば，気道が分泌物で完全に閉塞していることが疑われます．

● 触 診

胸郭に手をそっと置くと，気道分泌物に伴った振動に触れることがあります．かなりの量の分泌物が溜まっているはずです．

● 酸素飽和度や血行動態の変化

酸素飽和度が低下すれば，分泌物貯留といった原因を検索しなければなりません．気道分泌物が貯留すると頻脈，高血圧となり，ひどい場合は不整脈，徐脈，心停止が起こります．

低酸素血症や不整脈が出現している場合，いきなり気管吸引を行うのはとても危険です．その前に純酸素吸入に変更してバッグ加圧などで換気を十分補助し，酸素化や循環動態を安定させる必要があります．

グラフィックモニターで喀痰貯留がわかるってすごいです．

注目は流量波形や．大きく震えてたら結露の可能性ありや．対応は？

呼吸回路の結露水を捨てます．

細かく震えてたら喀痰の可能性を疑うんや．この患者は肺水腫やったし，肺炎を起こしかけてるのかしれんな．グラフィックモニターも大事やけど，忘れてならないのは？

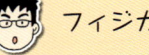

フィジカルアセスメント！

呼吸パターンを観察したり，呼吸音を聞いたりするんですね．

あの患者はまだうっ血が強そうやから，半坐位をキープしとくんやで．

先輩に指示されても，悪いことはできないっス．

犯罪ちゃうわ．半坐位！

7 気道閉塞

腹臥位は福? 害? の巻

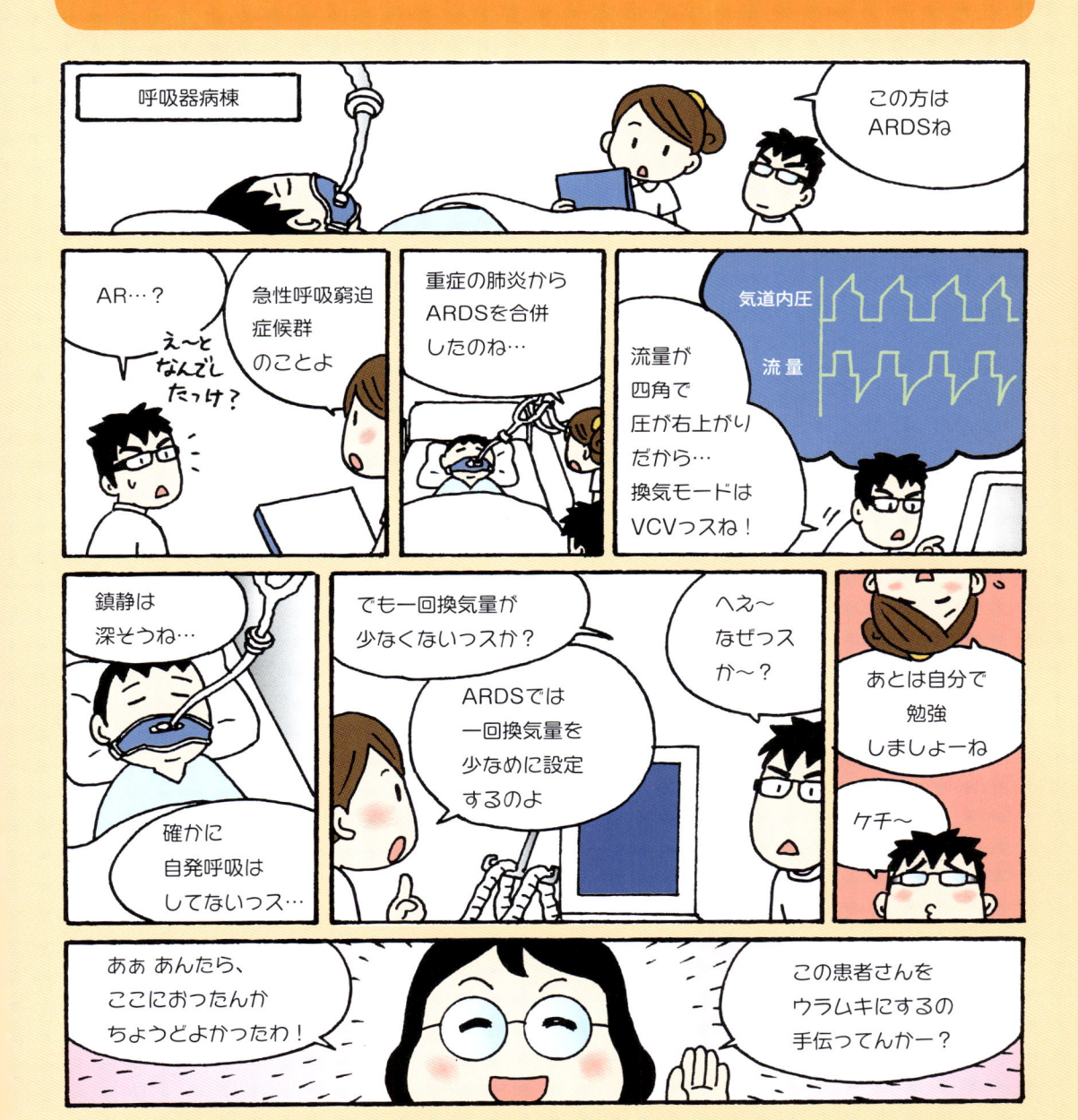

第2部 グラフィックモニターをフル活用

呼吸器病棟

この方はARDSね

AR…? え〜となんでしたっけ?

急性呼吸窮迫症候群のことよ

重症の肺炎からARDSを合併したのね…

気道内圧 / 流量

流量が四角で圧が右上がりだから…換気モードはVCVっスね!

鎮静は深そうね…

確かに自発呼吸はしてないっス…

でも一回換気量が少なくないっスか?

ARDSでは一回換気量を少なめに設定するのよ

へえ〜なぜっスか〜?

あとは自分で勉強しましょーね

ケチ〜

あぁ あんたら、ここにおったんかちょうどよかったわ!

この患者さんをウラムキにするの手伝ってんかー?

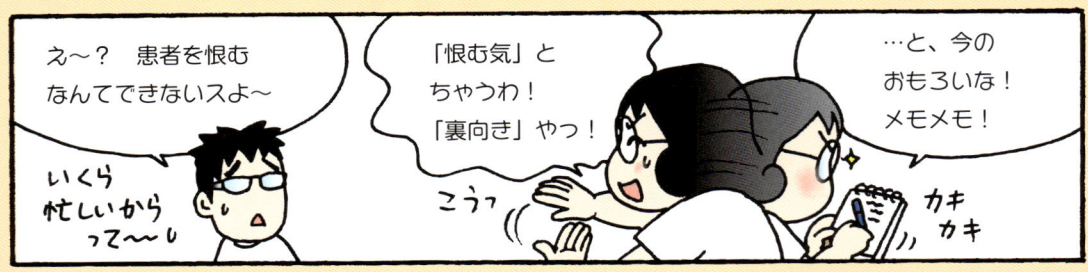

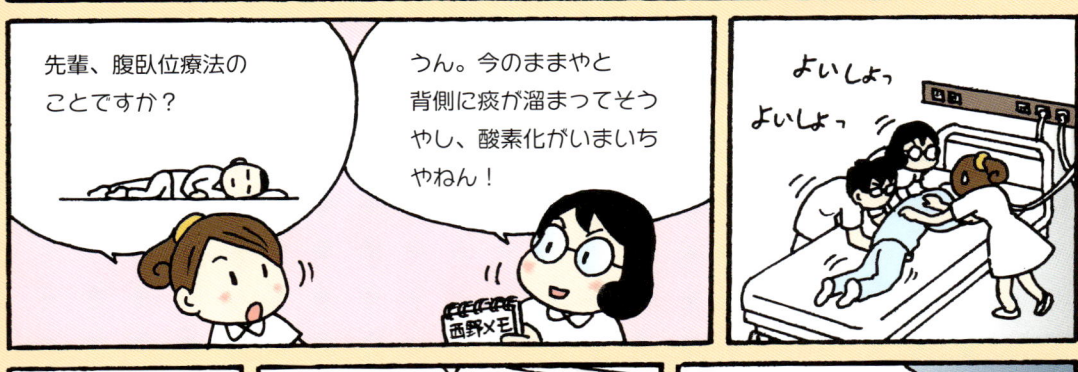

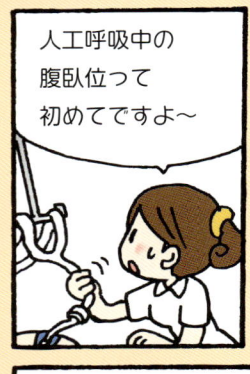

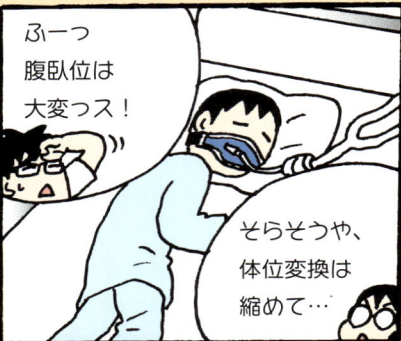

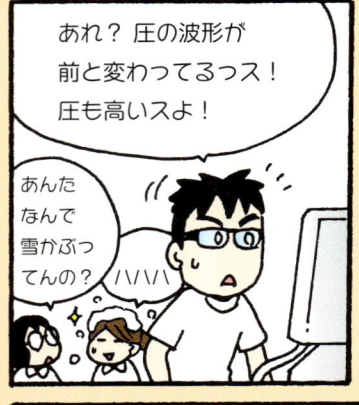

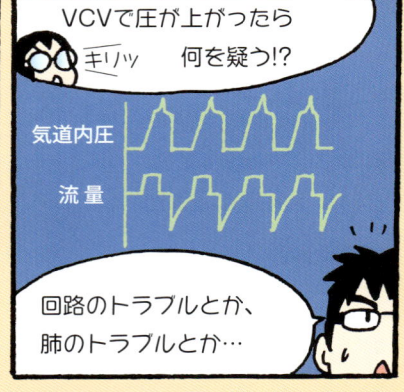

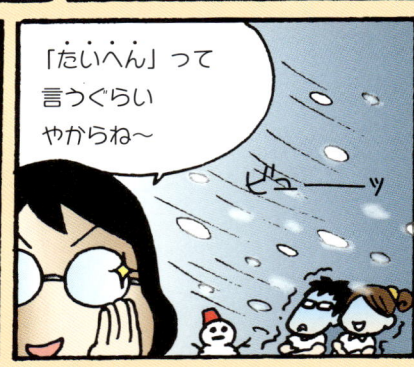

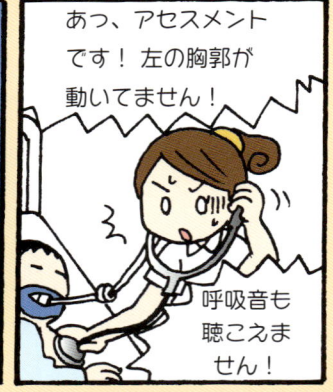

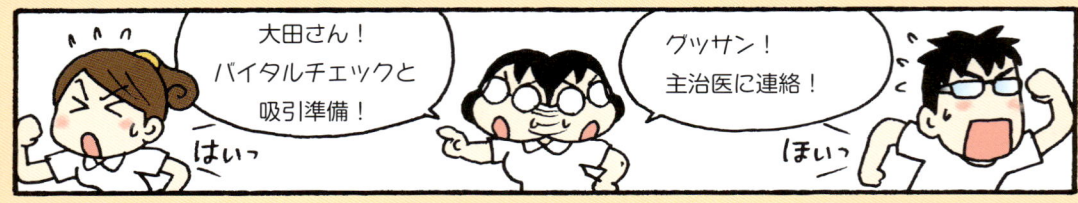

1コマ目
え〜？ 患者を恨むなんてできないスよ〜
いくら忙しいからって〜！
「恨む気」とちゃうわ！「裏向き」やつ！
…と、今のおもろいな！ メモメモ！
コツ / カキカキ

2コマ目
先輩、腹臥位療法のことですか？
うん。今のままやと背側に痰が溜まってそうやし、酸素化がいまいちやねん！

3コマ目
よいしょっ よいしょっ

4コマ目
人工呼吸中の腹臥位って初めてですよ〜

5コマ目
ふーっ 腹臥位は大変っス！
そらそうや、体位変換は縮めて…

6コマ目
「たいへん」って言うぐらいやからね〜
ビューーッ

7コマ目
あれ？ 圧の波形が前と変わってるっス！ 圧も高いスよ！
あんたなんで雪かぶってんの？
ハハハ

8コマ目
VCVで圧が上がったら何を疑う!?
キリッ
気道内圧
流量
回路のトラブルとか、肺のトラブルとか…

9コマ目
あっ、アセスメントです！ 左の胸郭が動いてません！
呼吸音も聴こえません！

10コマ目
大田さん！ バイタルチェックと吸引準備！
はいっ
グッサン！ 主治医に連絡！
ほいっ

気道閉塞

人工呼吸中に呼吸状態が悪化したときは，肺が硬くなったのか，抵抗が上昇したのかを考えながら治療を進めます．

人工呼吸中の呼吸理学療法は大切です．腹臥位療法は最も積極的な呼吸理学療法と言えるでしょう．腹臥位にすると，ARDS患者さんの多くで酸素化が改善し，痰の排出を促進します．しかし，いろいろな合併症も起こります．今回の症例では，腹臥位療法によって湧き出てきた痰が左気管支を閉塞してしまいました．グラフィックモニターを利用すれば，この異常に気付くことができます．

1 突然，片肺の呼吸音が消失するのは？

人工呼吸中に突然酸素化が悪化したり，片側の呼吸音が消えたりするのは怖い出来事です．早急に原因を検索しなければなりません．体位変換後に片側の呼吸音が消える原因として，気管チューブが深くなって右肺への片側挿管となることや，分泌物が気道を閉塞することが考えられます（表1）．気胸，胸水，血胸が急激に増加する場合にも呼吸音が消失します．

表1｜片肺の呼吸音が消失

①気管支の閉塞
 ・片側挿管
 ・気道分泌物

②胸腔内への大量貯留
 ・気胸
 ・胸水
 ・血胸

2 グラフィックモニター観察ポイント

まず，図1に何も起こっていない状態のグラフィックモニターを示します．吸気時の流量波形が四角形で，気道内圧は右上がりです．流量と一回換気量が一定なので，ボリュームコントロール換気（VCV）であることがわかります．また，吸気努力による気道内圧低下が認められないので，自発呼吸はありません．

次に，図2に腹臥位に変更した後のグラフィックモニターを示します．注目すべきポイントは3つです．

●最高気道内圧が上昇

VCVで最高気道内圧が上がるのは，肺が硬くなる（コンプライアンスが低くなる）か，抵抗が増えるかのどちらかです．どちらにしても圧が上がりすぎるのは危険ですね．

●プラトー圧が上昇

プラトー圧は，吸気末に流量を止めて測定します．空気の流れがないので，プラトー圧

は肺胞の圧と同じになります．したがってプラトー圧が高いということは，肺胞の圧が高いこと，肺が硬くなった（コンプライアンスが低下した）ことを示します．図3に最高気道内圧とプラトー圧の関係をもう一度まとめました．

では，なぜ肺が硬くなったのでしょうか？ 腹臥位に変更した直後に左側の呼吸運動や呼吸音が消えたことから，左気管支が痰で閉塞したとわかりました．そうすると，右肺に大きな一回換気量が入るので危険です．ほかの可能性としては，気管チューブが深くなりすぎて先端が右気管支に進んだ片側挿管も考えられます．

● **呼気流量が大きく，減り方が早い**

吸気流量のパターンは変わりませんが，呼気流量のパターンは変わります．肺が硬くなると肺胞の圧が上昇し，呼気が勢いよく始まります．

3 ほかの観察ポイントは？

● **PCVでは，流量波形が痩せて一回換気量が減る**（図4）

プレッシャーコントロール換気（PCV）では，肺が硬い（コンプライアンスが低い）と一回換気量は減ります．

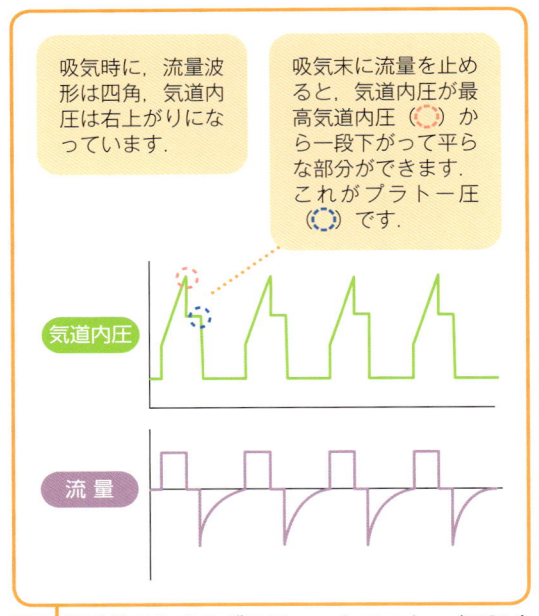

図1 仰臥位のときのグラフィックモニター（VCV）

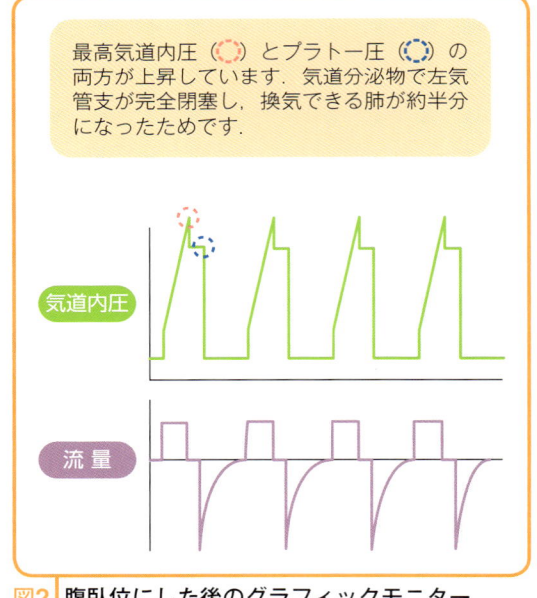

吸気時に，流量波形は四角，気道内圧は右上がりになっています．

吸気末に流量を止めると，気道内圧が最高気道内圧（○）から一段下がって平らな部分ができます．これがプラトー圧（○）です．

図2 腹臥位にした後のグラフィックモニター（VCV）

最高気道内圧（○）とプラトー圧（○）の両方が上昇しています．気道分泌物で左気管支が完全閉塞し，換気できる肺が約半分になったためです．

また，換気量が少し入った段階で肺胞の圧が上がってしまい，肺胞にガスが流れ込まなくなります．つまり，流量波形が痩せてしまうのです．

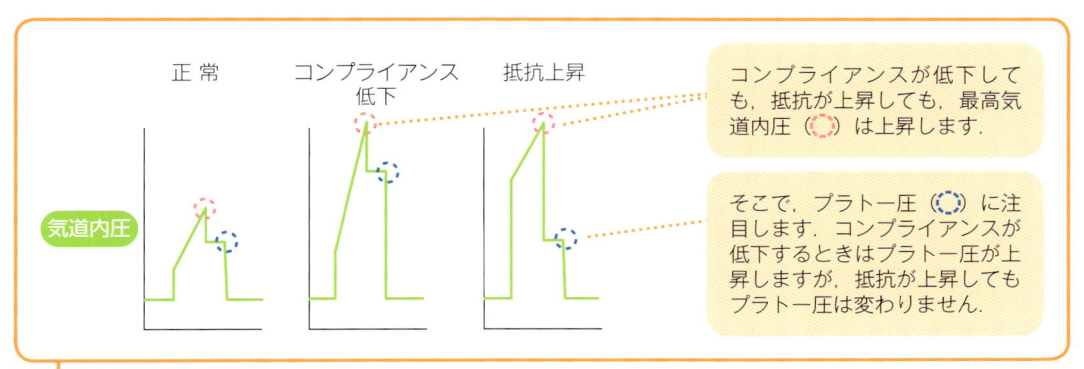

図3 VCVで気道内圧が上昇

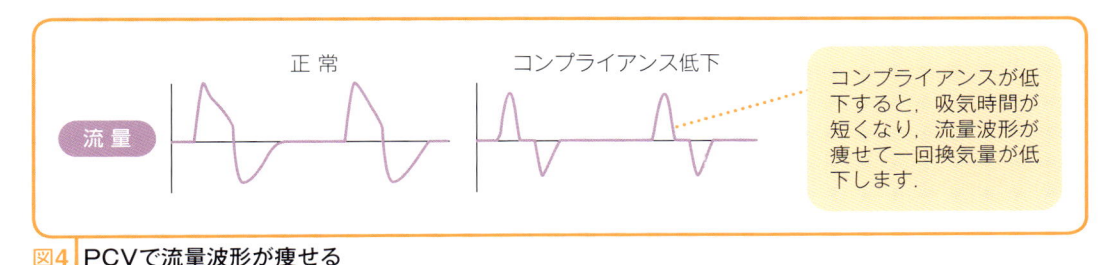

コンプライアンスが低下しても，抵抗が上昇しても，最高気道内圧（○）は上昇します．

そこで，プラトー圧（○）に注目します．コンプライアンスが低下するときはプラトー圧が上昇しますが，抵抗が上昇してもプラトー圧は変わりません．

図4 PCVで流量波形が痩せる

コンプライアンスが低下すると，吸気時間が短くなり，流量波形が痩せて一回換気量が低下します．

● フィジカルアセスメント

　片肺換気に特徴的な所見は左右差です．視診で呼吸運動が片側で小さい，触診で胸郭の動きの左右差，聴診で呼吸音の左右差を確認します．

　そのほかのフィジカルアセスメントは，ほかの呼吸障害と共通します．低酸素血症や高二酸化炭素血症になれば，顔色が悪くなり，苦痛様顔貌や意識障害が起こります．自発呼吸のある患者さんでは努力呼吸や頻呼吸を呈するでしょう．循環動態の悪化，不整脈にも注意しなければなりません．

4 ARDSと腹臥位療法

　急性呼吸窮迫症候群（ARDS）は敗血症，外傷，肺炎などさまざまな原因で起こります．肺血管透過性が亢進し，肺が虚脱しやすくなり，その結果，低酸素血症となりコンプライアンスが低下します．原疾患の治療が一番ですが，適切な人工呼吸管理と呼吸理学療法が大切です．

　ARDSの肺にはしばしば大量の分泌物が貯留し，肺炎の温床となります．流動性のある分泌物貯留の場合，呼吸理学療法に効果が期待できます．可能であれば上半身を30°～45°挙上した半坐位を保ち，側臥位，腹臥位も組み合わせます．

ARDS患者さんでは腹臥位が酸素化を改善することが知られています（表2）．心臓や腹部臓器による肺への圧迫が減り，換気血流バランスや換気分布が改善し，背側の肺胞虚脱が改善するためです．また，気道分泌物の排出を促進することが期待できます．

表2　腹臥位の利点と注意点

利点	注意点
①酸素化の改善 ②気道分泌物排出の促進 ③横隔膜運動の改善	①気管チューブのトラブル ②気道閉塞 ③輸液ルートの事故抜去，屈曲 ④低血圧，不整脈 ⑤褥瘡，神経損傷 ⑥嘔吐 ⑦鎮静・筋弛緩に伴う合併症 ⑧創部へのストレス

ただし，チューブや輸液ルート，ドレーンの事故抜去・屈曲，循環動態の変動に注意しなければなりません．体位による褥瘡や神経圧迫にも注意し，適切な鎮静レベルを保ち苦痛を取り除くことが大切です．

私の施設では，背側無気肺の改善や排痰促進が期待でき，かつほかの呼吸理学療法が無効である症例に絞って，腹臥位療法を検討しています．

- 腹臥位にしたおかげで痰が大量に出てきたんやな．
- それで左の気管支が閉塞したのですね．
- 腹臥位にはええところと悪いところがあるんや．ええところは？
- 痰が出やすくなるっス．
- 酸素化がよくなるそうです．
- 悪いところは？
- 体位変換，大変っス．
- （わしのネタ，取りよった……）
- ラインやチューブのトラブルが起こりやすいです．

> よっしゃ，まとめるでぇ．腹臥位療法には福，害，両方あるっちゅうことや．われながらうまいなぁ！
>
> 腹臥位でふて寝したいっス．

第 2 部 グラフィックモニターをフル活用

8 気管チューブの狭窄

気管チューブとかけて，桜前線ととく の巻

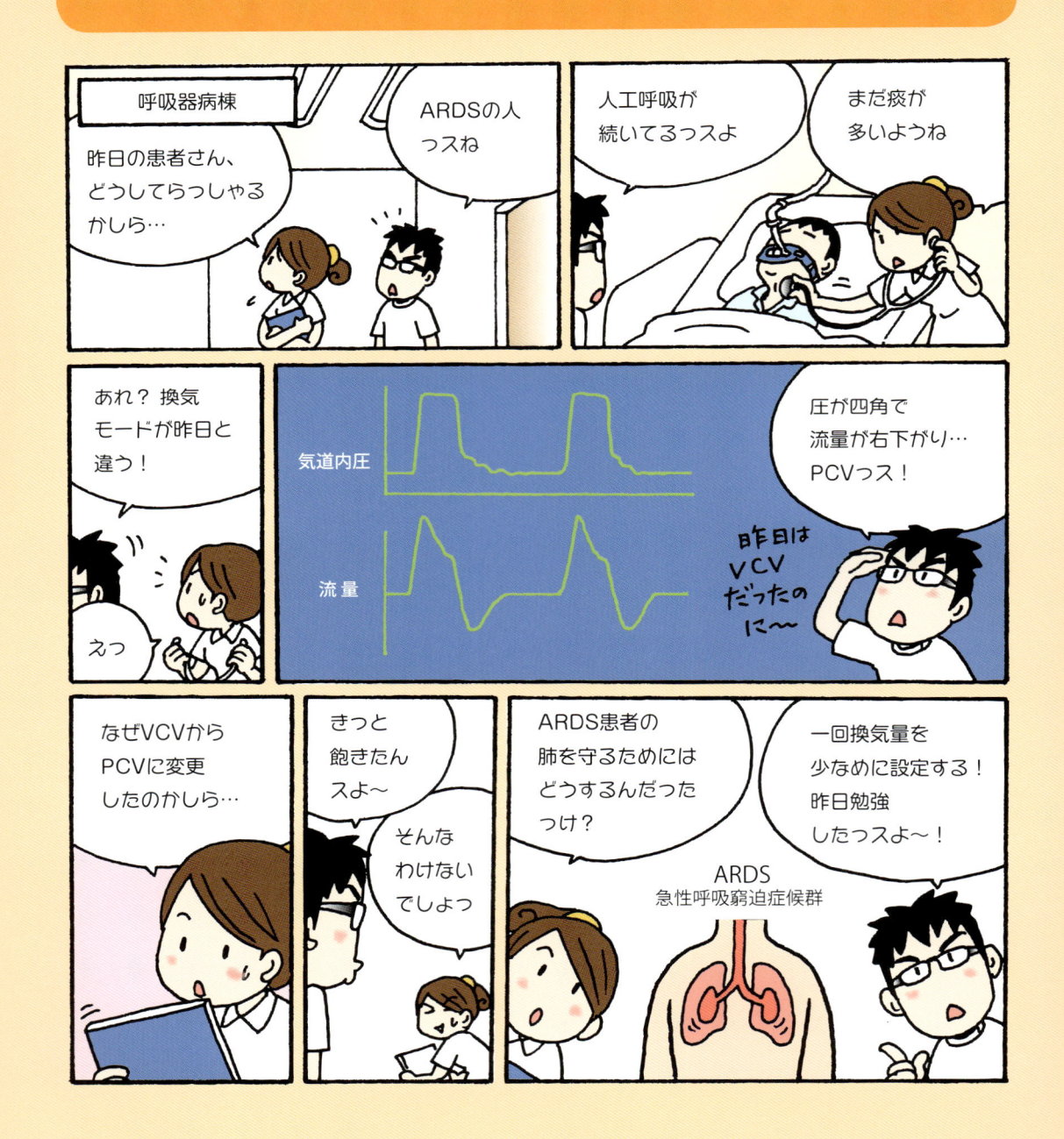

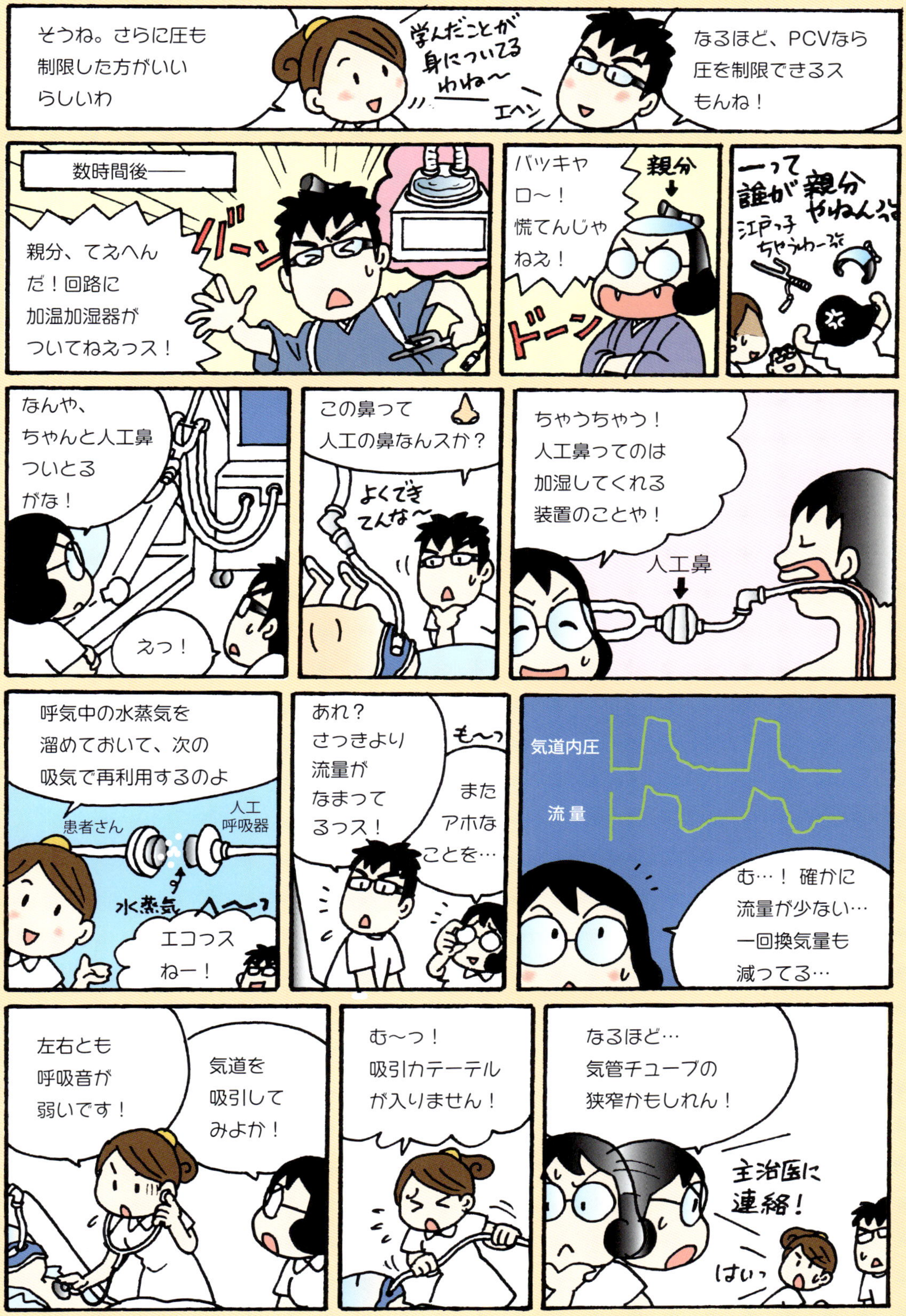
そうね。さらに圧も制限した方がいいらしいわ
学んだことが身についてるわね～
エヘン
なるほど、PCVなら圧を制限できるスもんね！
数時間後――
親分、てえへんだ！回路に加温加湿器がついてねえっス！
バーン
バッキャロ～！慌てんじゃねえ！
親分
ドーン
―って誰が親分やねん
江戸っ子ちゃうわー
なんや、ちゃんと人工鼻ついとるがな！
えっ！
この鼻って人工の鼻なんスか？
よくできてんな～
ちゃうちゃう！人工鼻ってのは加湿してくれる装置のことや！
人工鼻
呼気中の水蒸気を溜めておいて、次の吸気で再利用するのよ
患者さん
人工呼吸器
水蒸気
へ～っ
エコっスねー！
あれ？さっきより流量がなまってるっス！
も～っ
またアホなことを…
気道内圧
流量
む…！確かに流量が少ない…一回換気量も減ってる…
左右とも呼吸音が弱いです！
気道を吸引してみよか！
む～っ！吸引カテーテルが入りません！
なるほど…気管チューブの狭窄かもしれん！
主治医に連絡！
はいっ

気管チューブの狭窄

　前章「気道閉塞」（→p.95）から災難続きの患者さんですね．前回は腹臥位にしたとき左気管支が閉塞し，今回は気管チューブの狭窄が起こったようです．幸い喀痰除去に成功し，呼吸状態は元通りになりました．

1 気管チューブの狭窄は怖い

　人工呼吸中の患者さんでは，肺が硬いかどうか，抵抗が高いかどうかを考えながら治療を進めます．喀痰の多い人工呼吸患者さんの呼吸状態が悪化したときは，気管チューブの狭窄など気道トラブルの可能性を疑います．そんなときはグラフィックモニターが評価に役立ちます．ちなみに内径8mmの気管チューブで呼吸するときの抵抗を「1」とすると，気管チューブの半径が喀痰で1mm減ると抵抗は3倍に増加し，2mm減ると抵抗は16倍に増加します．気道吸引や気管支ファイバーでも狭窄を解除できない場合，気管チューブの入れ替えが必要になることもあります（写真1）．

2 グラフィックモニター観察ポイントは？

　まず，図1に何も起こってなかったときの，グラフィックモニターを示します．気道内圧は四角形で吸気流量が右下がり，吸気時間が一定なので，プレッシャーコントロール換気（PCV）だとわかります．また，吸気努力による気道内圧低下が起こっていないので，自発呼吸がないことがわかります．

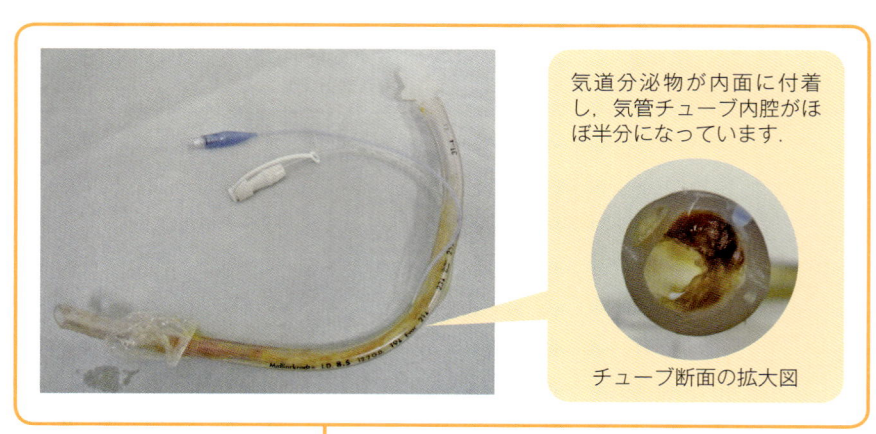

気道分泌物が内面に付着し，気管チューブ内腔がほぼ半分になっています．

チューブ断面の拡大図

写真1 狭窄した気管チューブと断面

次に，問題発生時のグラフィックモニターを図2に示します．注目すべきポイントは2つです．

● **流量の最高値が低い**

流量の最高値（ピーク値）が低くなっています．吸気，呼気両方で，流量の最高値が低くなっています．狭窄があると，PCVの圧がかかっていてもガスが流れにくくなり流量が減少します．当然，一回換気量も減少します．

● **流量の減り方が鈍い**

吸気流量の減り方が鈍く，やや平坦化しています．呼気流量の減り方もゆっくりで，呼気に長い時間がかかっています．

ストローのついた風船を想像してください（図3）．ストローが「気道」に相当します．太いストローを通して風船を膨らますのは簡単で，勢いよく息を吹き込むことができます．しぼむときも，空気が勢いよく出てきます．一方，細いストローがついている風船は，ゆっくり息を吹き込むことしかできません．風船がしぼむのもゆっくりで時間がかかります．

図4にPCVの流量パターンをまとめます．吸気・呼気とも流量は右下がりで，通常1〜2秒ぐらいでゼロに近づきます．抵抗が高い場合，最高値が低下し減り方も鈍くなり，肺が硬い（コンプライアンスが低い）場合，流量の流れている時間が短くなります．

吸気時に，気道内圧は四角，流量波形は右下がりになっています．自発呼吸はありません．

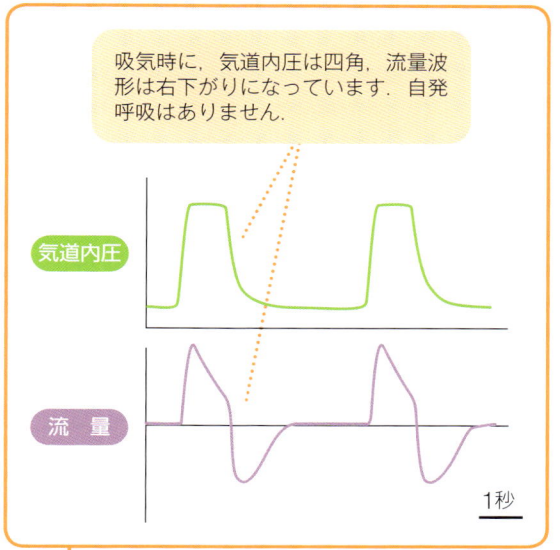

図1 正常のときのグラフィックモニター（PCV）

吸気流量も呼気流量も最高値（ピーク値）が低くなっています（◯）．次に，流量の減り方が鈍くなっており，呼出に長い時間を要しています（→）．

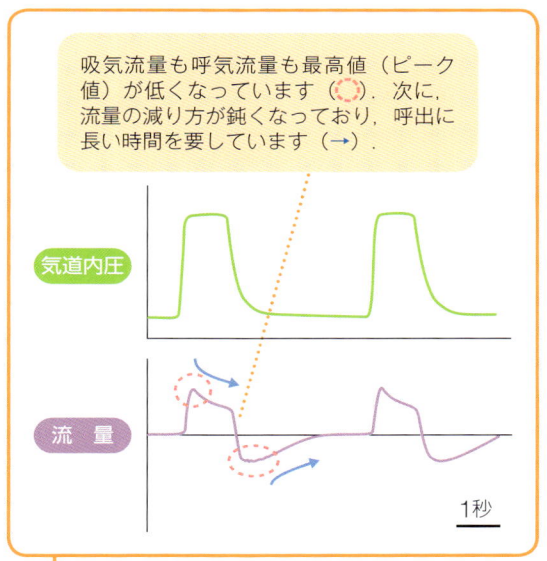

図2 気管チューブが狭窄したときのグラフィックモニター（PCV）

3 フィジカルアセスメント

自発呼吸のない患者さんでは，胸郭運動と呼吸音に注目しましょう．吸気・呼気ともに

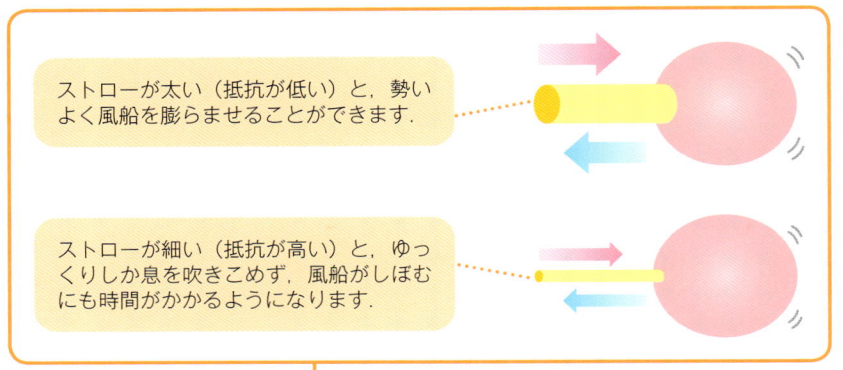

図3 肺はストローつきの風船

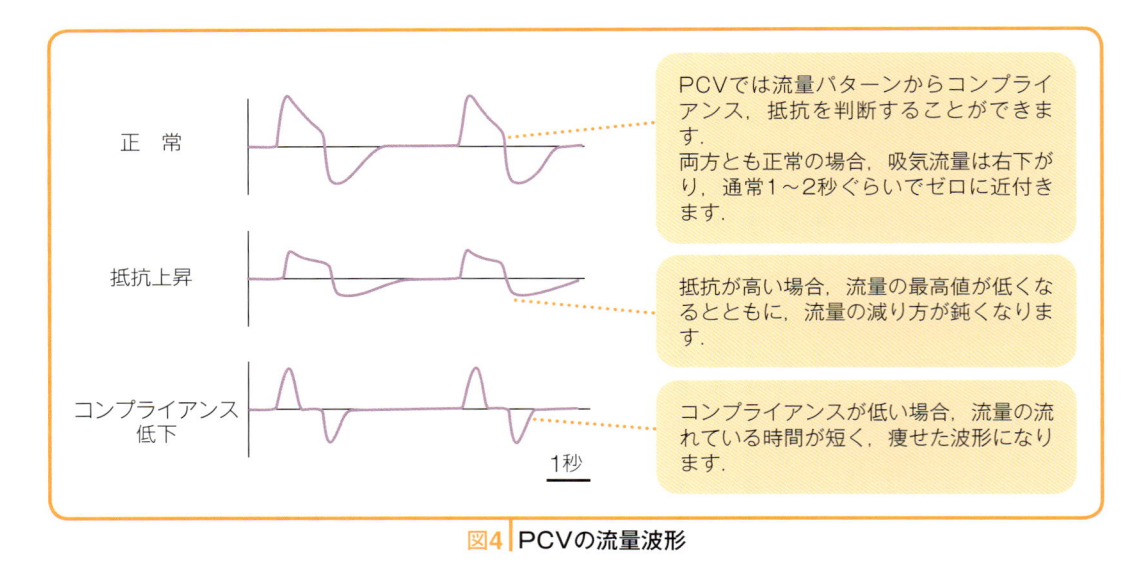

ストローが太い（抵抗が低い）と，勢いよく風船を膨らませることができます．

ストローが細い（抵抗が高い）と，ゆっくりしか息を吹きこめず，風船がしぼむにも時間がかかるようになります．

図4 PCVの流量波形

PCVでは流量パターンからコンプライアンス，抵抗を判断することができます．
両方とも正常の場合，吸気流量は右下がり，通常1～2秒ぐらいでゼロに近付きます．

抵抗が高い場合，流量の最高値が低くなるとともに，流量の減り方が鈍くなります．

コンプライアンスが低い場合，流量の流れている時間が短く，痩せた波形になります．

流量がゆっくりとなるため，胸郭の動きが悪く，呼吸音が左右とも減弱しているでしょう．高二酸化炭素血症や低酸素血症に陥れば，交感神経が興奮し，頻脈，高血圧，顔面紅潮，発汗が認められることがあります．

　自発呼吸のある患者さんでは，換気量が減少し高二酸化炭素血症に陥ると，呼吸努力が増大し，シーソー呼吸や陥没呼吸を呈することがあります．

4 加温加湿

　通常呼吸のときは，空気が鼻腔や気道を通過していくうちに，気道粘膜から加温加湿されます．気管チューブを用いた人工呼吸では，上気道をバイパスするので適切な加温加湿を維持することが必要です（表1）．加湿が不足すると，喀痰が粘稠になり無気肺や肺炎の

表1 人工呼吸中の加温加湿

①加湿が不足すると……
- 気管・気管支の上皮細胞が損傷され，線毛運動が障害される
- 喀痰が粘稠で排出困難となり，無気肺や肺炎の原因となる
- 硬くなった喀痰が気管チューブに付着し，狭窄・閉塞を引き起こす

②加湿が過剰だと……
- 気道分泌物が増える
- 人工呼吸回路に結露が生じ，汚染や誤作動の原因となる

原因となります．膿性痰や気道出血のある場合は，気管チューブの狭窄が起こりやすくなります．逆に加湿が過剰だと気道分泌物が増えすぎたり，回路に結露が生じたりします．

人工呼吸中の加湿には，人工鼻，加温加湿器のどちらかを用います（写真2）．人工鼻は呼気中の熱と水蒸気を蓄え，次の吸気時に再利用します．しくみが簡単で，人工呼吸回路に関連したトラブルが少ないと期待できますが，製品による性能の差が大きいことに注意しなければなりません．また，気管チューブにリークがあると加湿効果が低下し，一回換気量が少ない患者さんでは呼気の再呼吸が問題となります．加温加湿器は滅菌蒸留水を入れたチャンバーを熱することで加湿します．熱線入りの回路を用いると，高い加温加湿を保つことができます．

私の施設では，成人患者の場合は人工鼻を第一選択とし，一回換気量が小さく高二酸化炭素血症が問題となる場合は加温加湿器を選択します．

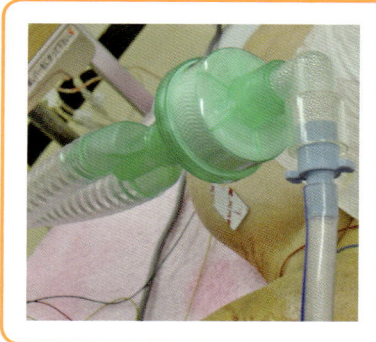

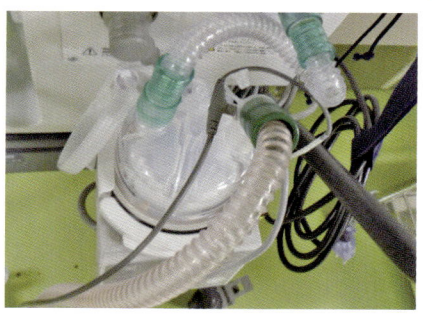

写真2 人工鼻（左）と加温加湿器（右）

- 気管チューブの内側に喀痰がへばりつくことがあるんや．ウルシみたいに，痰が上塗りされて……．
- 気管チューブが狭くなるんですね．
- 特に加湿が不足すると起こりやすいんや．
- 痰が取れてよかったですね．
- よっしゃ，今日は謎かけでしめるで．
- 大喜利みたいでおもしろそうっス．
- いくで．「気管チューブ」とかけまして，「桜前線」ととく．
- やれやれ……そのココロは？
- どちらも狭窄かどうか（今日咲くかどうか）気になります．どや，きれいやろ!?
- じゃ，ぼくも行きます．「人工呼吸」とかけまして，「焼肉」ととく．
- そのココロは？
- どちらも「タン」が気になるっス．
- グッサン，グー！ええ調子や．
- え〜オヤジばっかり……．

第2部 グラフィックモニターをフル活用

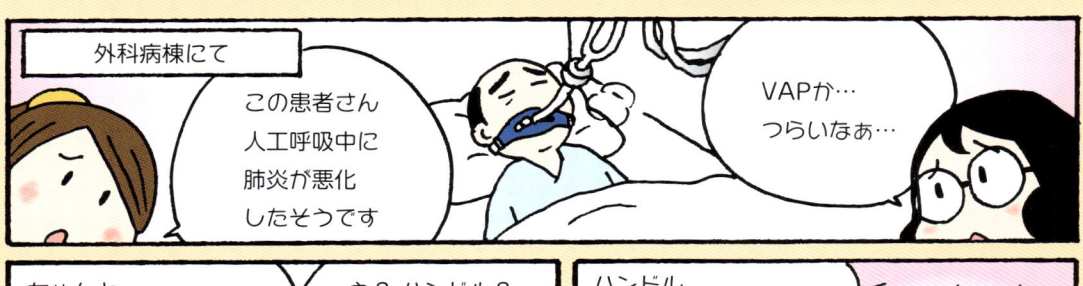

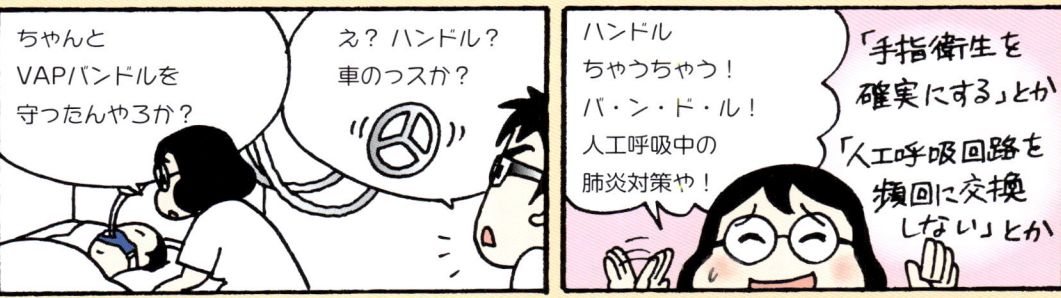

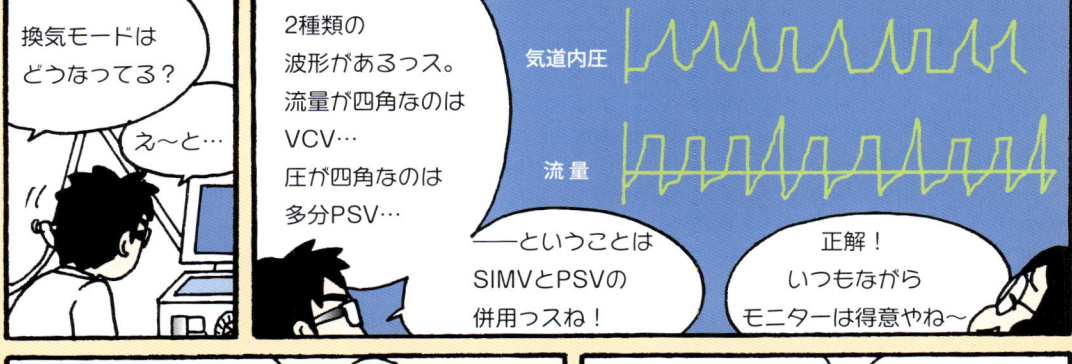

9 トリガー設定の戻し忘れ

鎮静いろいろ，呼吸パターンもいろいろ の巻

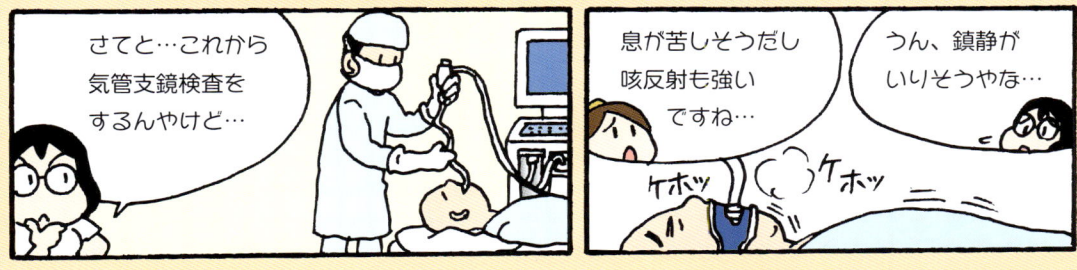

外科病棟にて

この患者さん人工呼吸中に肺炎が悪化したそうです

VAPか…つらいなぁ…

ちゃんとVAPバンドルを守ったんやろか？

え？ハンドル？車のっスか？

ハンドルちゃうちゃう！バ・ン・ド・ル！人工呼吸中の肺炎対策や！

「手指衛生を確実にする」とか「人工呼吸回路を頻回に交換しない」とか

換気モードはどうなってる？

え〜と…

2種類の波形があるっス。流量が四角なのはVCV…圧が四角なのは多分PSV…

気道内圧

流量

——ということはSIMVとPSVの併用っスね！

正解！いつもながらモニターは得意やね〜

さてと…これから気管支鏡検査をするんやけど…

息が苦しそうだし咳反射も強いですね…

うん、鎮静がいりそうやな…

ケホッ ケホッ

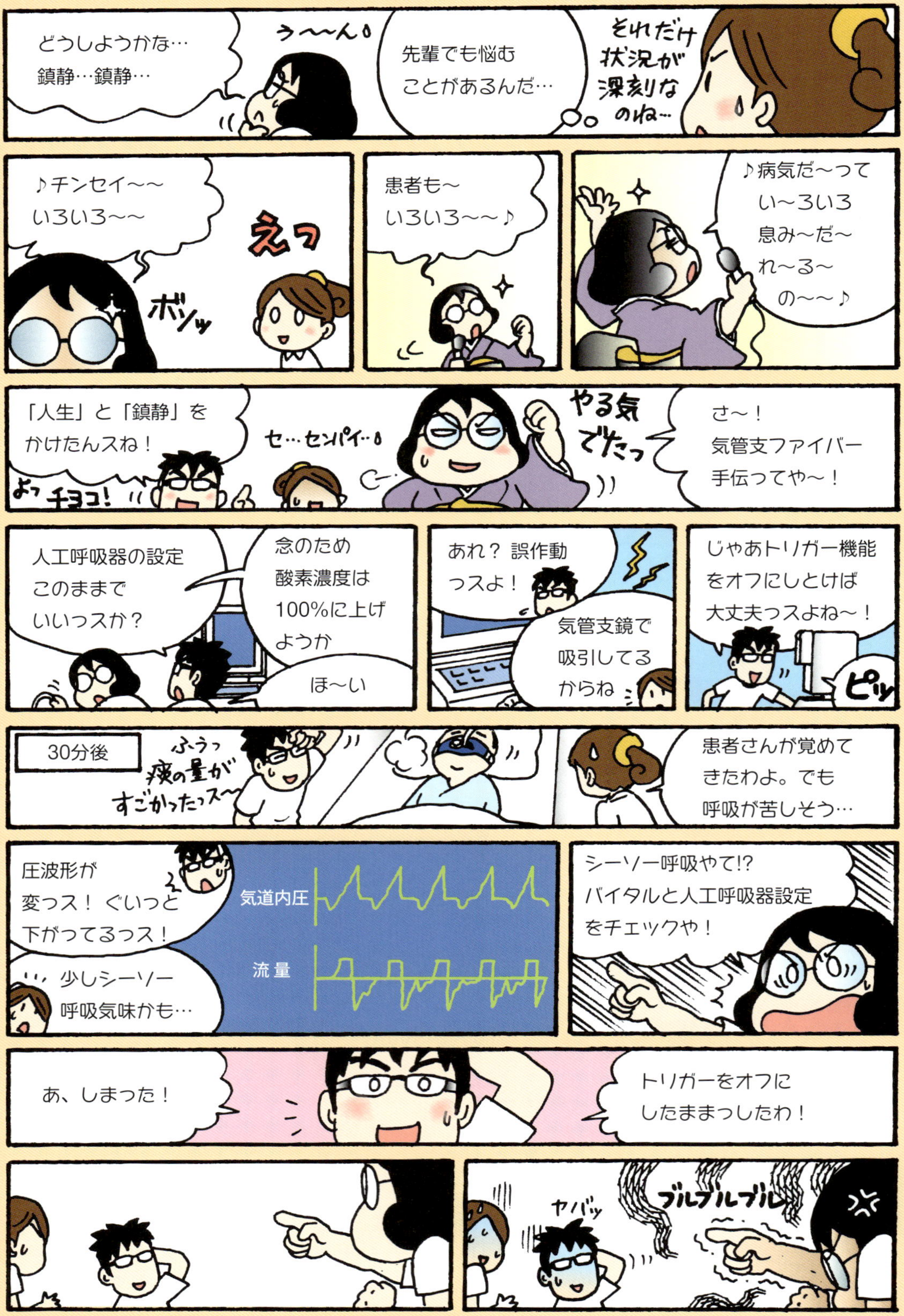

どうしようかな…
鎮静…鎮静…
う〜〜ん。
先輩でも悩む
ことがあるんだ…
それだけ状況が深刻なのね…
♪チンセイ〜〜
いろいろ〜〜
えっ
ポッ
患者も〜
いろいろ〜〜♪
♪病気だ〜って
い〜ろいろ
息み〜だ〜
れ〜る〜
の〜〜♪
「人生」と「鎮静」を
かけたんスね！
よっ チヨコ!
セ…センパイ…。
やる気でたっ
さ〜！
気管支ファイバー
手伝ってや〜！
人工呼吸器の設定
このままで
いいっスか？
念のため
酸素濃度は
100%に上げ
ようか
ほ〜い
あれ？ 誤作動
っスよ！
気管支鏡で
吸引してる
からね
じゃあトリガー機能
をオフにしとけば
大丈夫っスよね〜！
ピッ
30分後
ふぅっ
痰の量が
すごかったっス〜
患者さんが覚めて
きたわよ。でも
呼吸が苦しそう…
圧波形が
変っス！ ぐいっと
下がってるっス！
気道内圧
流量
少しシーソー
呼吸気味かも…
シーソー呼吸やて!?
バイタルと人工呼吸器設定
をチェックや！
あ、しまった！
トリガーをオフに
したままっしたわ！
ヤバッ
ブルブルブル

トリガー設定の戻し忘れ

　山口くん，やっちゃいました．検査のとき，機転を利かせて人工呼吸器の設定を変えたまではよかったのですが，設定を元に戻すのを忘れてしまいました．トリガー機能オフの状態で，患者さんの自発呼吸が復活したため，自発呼吸と人工呼吸がまったく合わず，シーソー呼吸になったようです．でもグラフィックモニターがあれば一目瞭然ですよ．

1　正常作動時のグラフィックモニター

　まずは検査の直前の，正常作動の際のグラフィックモニターを確認しましょう（図1）．まず流量波形に注目します．吸気流量が四角い呼吸はボリュームコントロール換気（VCV）です．また，圧が四角い呼吸はプレッシャーサポート換気（PSV）です．

　次に，2種類の波形があるので，同期式間欠的強制換気（SIMV）だと推測できます．SIMVは強制換気の合間でも自発呼吸の可能なモードです．あらかじめ設定した回数分，強制換気を実施します．合間の自発呼吸に対してはPSVを用いることが多いですね．すなわち，設定の換気回数だけ強制換気が行われ，それ以外の自発呼吸にはPSVが行われます．

2　鎮静薬で自発呼吸がなくなると

　鎮静薬，筋弛緩薬で自発呼吸が消えると，PSVは作動しなくなります（図2）．強制換気

30秒間の波形です．自発呼吸があります．強制換気（↓）が8回，PSVが3回起こっています．

PSVの直前に，気道内圧が少しへこんでいるのは自発呼吸のせいです．

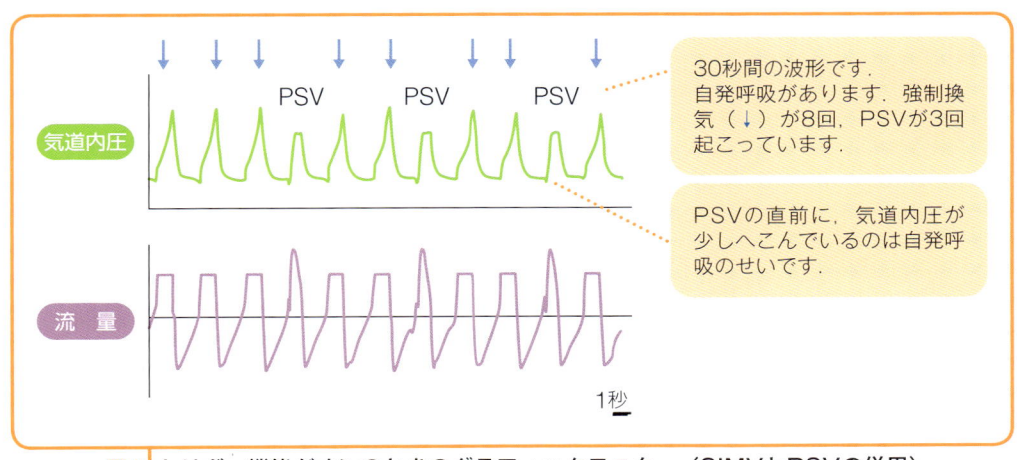

図1 トリガー機能がオンのときのグラフィックモニター（SIMVとPSVの併用）

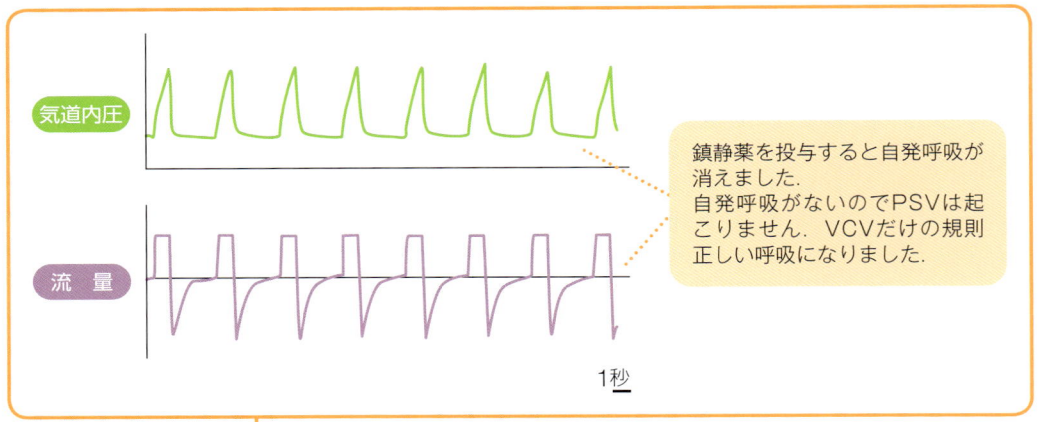

図2 鎮静で自発呼吸が消失したときのグラフィックモニター

鎮静薬を投与すると自発呼吸が消えました．
自発呼吸がないのでPSVは起こりません．VCVだけの規則正しい呼吸になりました．

のVCVだけとなります．自発呼吸がないので，吸気開始直前に気道内圧がへこむこともありません．

3 鎮静から覚めてきたけれど，トリガー機能がオフのまま

グラフィックモニター観察ポイントは次の3つです（図3）．

● **気道内圧がへこんでいる**

患者さんの呼吸が人工呼吸器とうまく合っていれば，気道内圧，流量はそこそこきれいな波形となります．しかし図3を見ると気道内圧が激しく低下しています．吸気努力で気道内圧が低下したのです．吸気努力（↓）が12回ありますが，人工呼吸器はこれらすべ

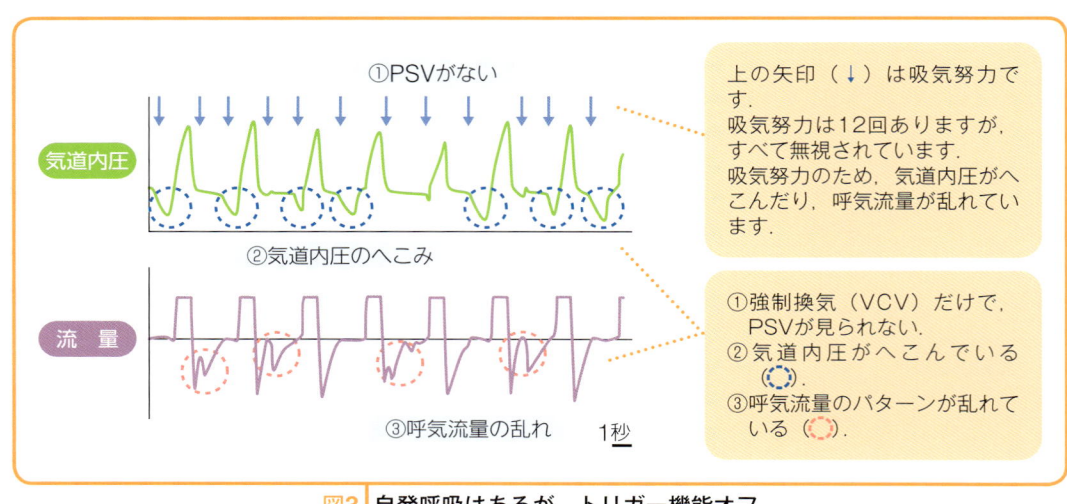

図3 自発呼吸はあるが，トリガー機能オフ

①PSVがない
②気道内圧のへこみ
③呼気流量の乱れ

上の矢印（↓）は吸気努力です．
吸気努力は12回ありますが，すべて無視されています．
吸気努力のため，気道内圧がへこんだり，呼気流量が乱れています．

①強制換気（VCV）だけで，PSVが見られない．
②気道内圧がへこんでいる（◯）．
③呼気流量のパターンが乱れている（◯）．

てを無視し，強制換気を行っています．トリガー機能がオフのままだったからです．

● **呼気流量のパターンが乱れている**

呼気流量が乱れていますね．強制換気の「呼気」中に，吸気努力が起こってしまい，流量の波形が乱れたのです．

● **PSVが見られない**

SIMVとPSVの併用モードでPSVが見られないのは，自発呼吸がないか，人工呼吸器が自発呼吸を認識していないときです．トリガー機能をオフにしていたのですから，当然PSVは起こりませんよね．

＊　　　＊　　　＊

トリガー機能をオフにすると，SIMVとPSVの併用モードは，ただの強制換気になってしまいます．自発呼吸が回復すると，患者さんの呼吸が人工呼吸器にうまく合わなくなります．呼吸が苦しくなり，呼吸に必要な仕事量が増えるでしょう．ファイティングが起こると非常に危険です．

4 シーソー呼吸と死にそう呼吸

シーソー呼吸は気道閉塞・狭窄の際によく見られます．気道閉塞がなくても，トリガー機能が鈍い，慢性閉塞性肺疾患（COPD）などで認められます．シーソー呼吸といっても程度はいろいろです．重症のシーソー呼吸をダジャレでどう表現するか悩んでいましたが，ひらめきました．「シーソー」に横棒を一本加えて「シニソー呼吸」．どうです？ いかにも重症な感じが伝わってきませんか？

シーソー呼吸とはどんな呼吸でしょう？ 正常な呼吸運動では吸気時に横隔膜と外肋間筋が一緒に収縮するので，腹部と胸郭が同期して拡張します（図4左）．シーソー呼吸では胸部と腹部の動きが逆向きになります．吸気時には，吸気努力のため，上部の胸郭が通常より強く前へ移動します．一方，吸気努力のため胸腔内の陰圧が非常に大きくなります．この陰圧に負けて横隔膜が胸腔側に引っ張られ，上腹部は陥凹してしまいます（図4右）．呼気時には，呼気筋群が一気に収縮し，胸郭が縮小します．腹部では横隔膜が下方へ押し戻され盛り上がります．

5 VAPバンドル

人工呼吸器関連肺炎（ventilator-associated pneumonia；VAP）は，挿管人工呼

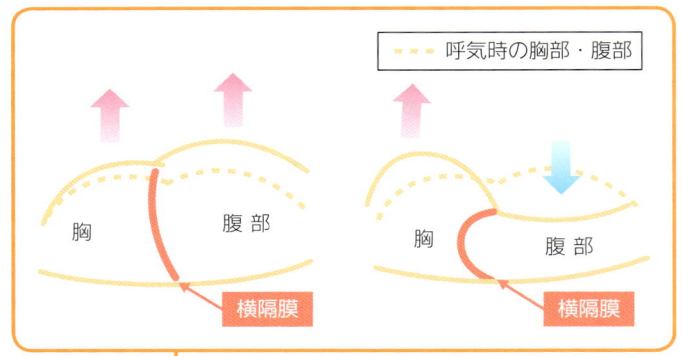

図4 正常呼吸（左）とシーソー呼吸（右）

開始48時間以降に新たに発生する肺炎です．原因は，①胃で増殖した細菌が気管内へ逆流する，②口腔・鼻咽頭に細菌が定着し気管内へ流入する，③気管チューブの表面に菌が付着し剥がれ落ちる，④人工呼吸回路が汚染する，などです（図5）．

VAPに対して複数の予防策をまとめて適用するとVAP発生率が低下します．これをVAP予防バンドルと呼びます．日本集中治療医学会から提唱されているVAP予防バンドルを表1に示します．VAP予防で看護師の担う役割が大きいことを知っているからこそ，西野主任は残念だったのでしょう．

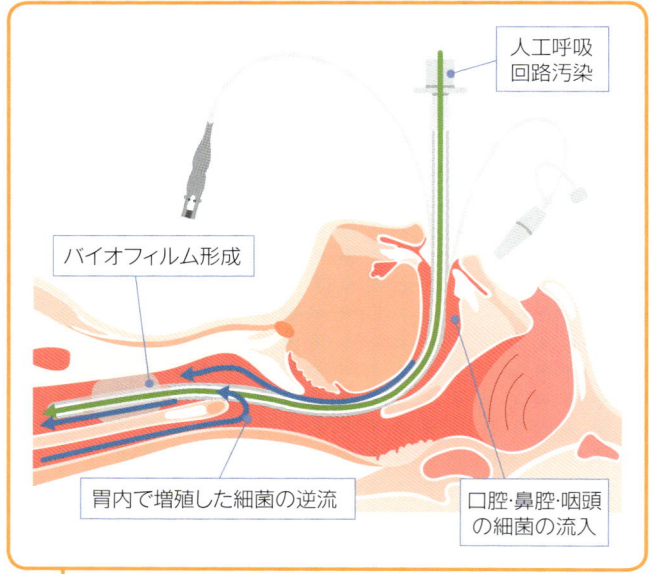

図5 VAPの原因（コヴィディエン ジャパン株式会社資料を参考に作図）

表1 VAP予防バンドル[1]

①手指衛生を確実に実施する
②人工呼吸回路を頻回に交換しない
③適切な鎮静・鎮痛を図る．特に過鎮静を避ける
④人工呼吸器からの離脱ができるか，毎日評価する
⑤人工呼吸中の患者を仰臥位で管理しない

- 二人がよう頑張ってるのはわかってるで．けど，人工呼吸にうっかりは禁物やな．

- すみません……．

- でも，うっかりを完全になくすのは不可能やねん．なら，どうしたらええと思う？

- 設定を変えたときに記録するっス．

- チェックシートを使うのはどうでしょうか？

- よっしゃ，一緒に対策を考えていこう．でもな，VAPを防げんかったのがそれ以上にショックなんや．VAPは予防がとっても大切なんや．対策は……．

- ハンドルっスね．

- バンドル！ レポートにして明日提出や．グッサン，誤嚥にはご縁がありそうやな．

- ひょえー！ VAPにアップアップ……．

おまけコラム

ABCDEバンドル

バンドルのハンドルを握るぞ！の巻

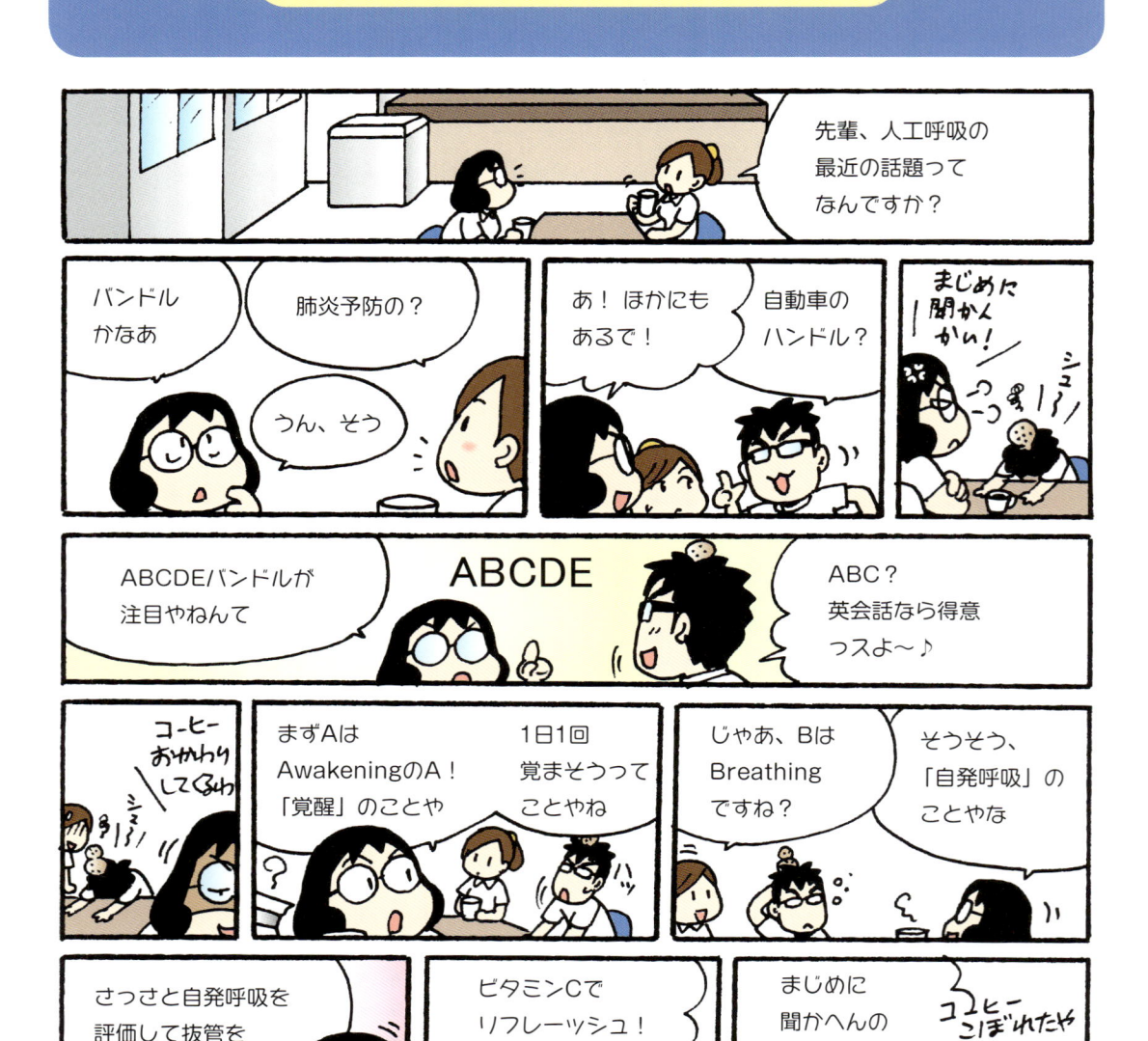

先輩、人工呼吸の最近の話題ってなんですか？

バンドルかなあ

肺炎予防の？

うん、そう

あ！ほかにもあるで！

自動車のハンドル？

まじめに聞かへんかい！

ABCDEバンドルが注目やねんて

ABCDE

ABC？英会話なら得意っすよ〜♪

コーヒーおかわりしてくるわ

まずAはAwakeningのA！「覚醒」のことや

1日1回覚まそうってことやね

じゃあ、BはBreathingですね？

そうそう、「自発呼吸」のことやな

さっさと自発呼吸を評価して抜管をめざすねん —で、Cは…

ビタミンCでリフレーッシュ！

まじめに聞かへんのなら帰れー！

コーヒーこぼれたやないの〜

……

わ〜っ すんませーん

ABCDEバンドル

　ABCDEバンドルとは，集中治療患者さんの予後を改善しようとする包括的な管理方針です（表1）．過鎮静やせん妄，筋力低下を防いで，早期抜管，早期離床をめざします．ABCDEの順に見ていきましょう．

A：Awakening（日中の鎮静中断）

　一日一回，鎮静を中断したり，鎮静プロトコルを用いて鎮静を調節します．人工呼吸からの早期離脱が期待できます．

B：Breathing（自発呼吸試験）

　一日一回，自発呼吸試験を行います．Aと同じく，人工呼吸からの早期離脱が期待できます．

C：Coordination（AとBの併用）とChoice（鎮静・鎮痛薬の選択）

　一日一回の鎮静中断と自発呼吸試験を組み合わせる，鎮静・鎮痛薬を上手に選択する，という2つの意味がかけてあります．

D：Delirium（せん妄のモニター・対策）

　せん妄を評価し，原因を検索し，予防策を練ります．せん妄が起こると，事故抜管が起こりやすく，ICU在室日数が延長するからです．

E：Early mobility and Exercise（早期離床・運動）

　早期にリハビリテーションを開始すると，自立を促し，せん妄を減らし，人工呼吸器離脱を促進することができます．

＊　　＊　　＊

　ABCDEバンドルを実施するには，多くの職種が連携して取り組む必要があります．なかでも看護師の役割が期待されています．

表1 | ABCDEバンドル

A（Awakening）	一日一回鎮静を中断，鎮静プロトコルで調節
B（Breathing）	一日一回自発呼吸試験
C（Coordination, Choice）	AとBの併用，鎮静・鎮痛薬の選択
D（Delirium）	せん妄のモニターと対策
E（Early mobility, Exercise）	早期離床と運動

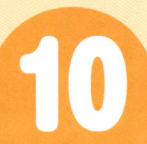

第 **2** 部　グラフィックモニターをフル活用

10 吃逆で誤作動

しゃっくりを止めろ の巻

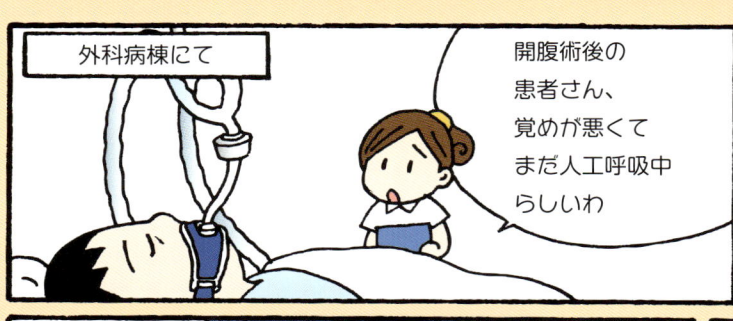

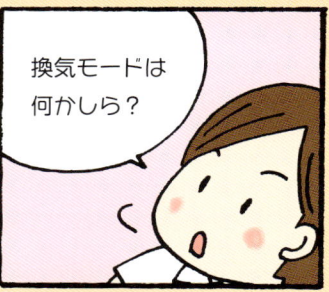

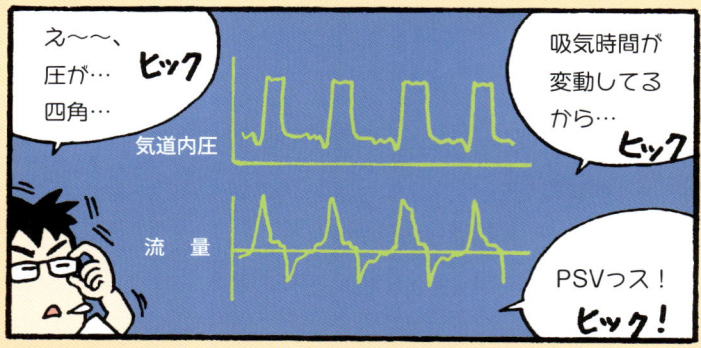

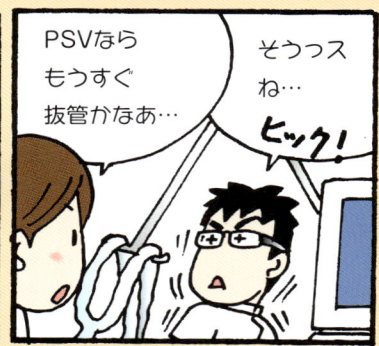

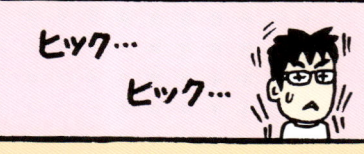

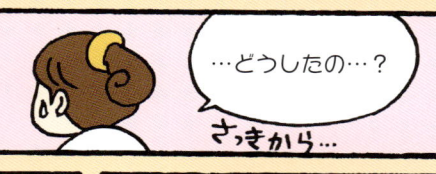

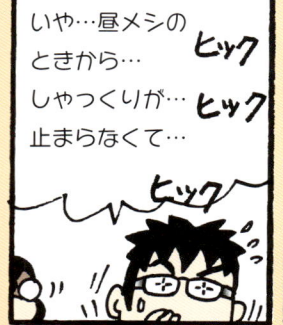

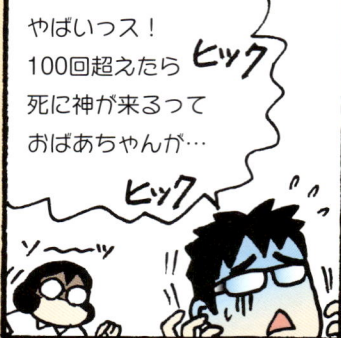

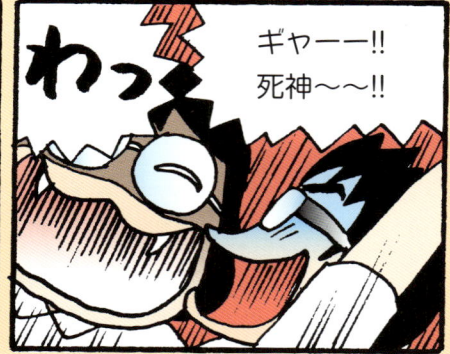

外科病棟にて

開腹術後の患者さん、覚めが悪くてまだ人工呼吸中らしいわ

換気モードは何かしら？

え～～、圧が…四角… ヒック
気道内圧
流量
吸気時間が変動してるから… ヒック
PSVっス！ヒック！

PSVならもうすぐ抜管かなぁ…
そうっスね… ヒック！

ヒック…　ヒック…
…どうしたの…？　さっきから…

いや…昼メシのときから…しゃっくりが…止まらなくて… ヒック ヒック ヒック

やばいっス！100回超えたら死に神が来るっておばあちゃんが… ヒック ヒック
ソーーッ

わっ
ギャーー!!
死神～～!!

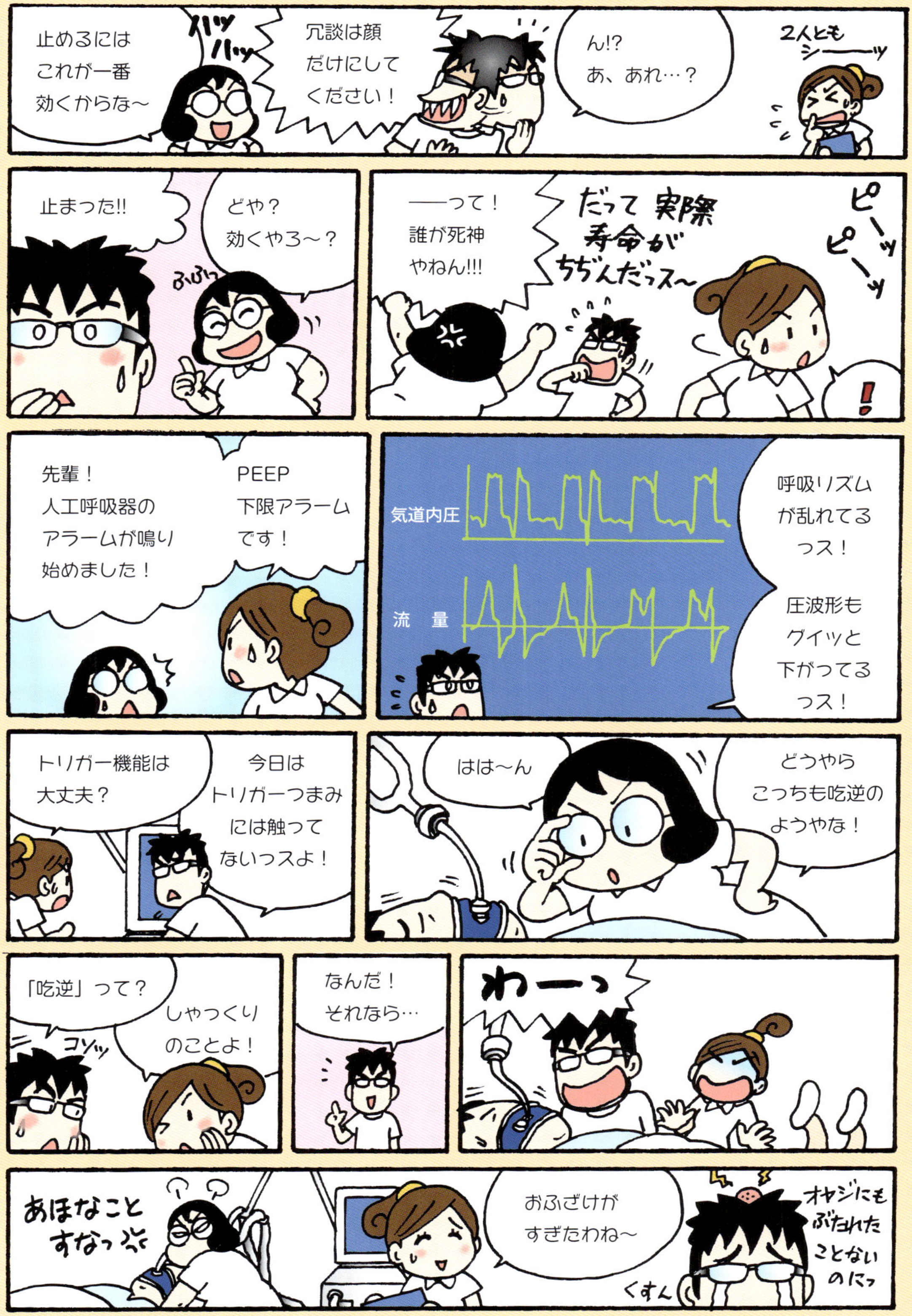

止めるには
これが一番
効くからな〜
パッ
パッ
冗談は顔
だけにして
ください！
ん!?
あ、あれ…？
2人とも
シーーーッ
止まった!!
どや？
効くやろ〜？
ふふっ
ーーって！
誰が死神
やねん!!!
だって 実際
寿命が
ちぢんだっス〜
ピーッ
ピーッ
!
先輩！
人工呼吸器の
アラームが鳴り
始めました！
PEEP
下限アラーム
です！
気道内圧
流　量
呼吸リズム
が乱れてる
っス！
圧波形も
グイッと
下がってる
っス！
トリガー機能は
大丈夫？
今日は
トリガーつまみ
には触って
ないっスよ！
はは〜ん
どうやら
こっちも吃逆の
ようやな！
「吃逆」って？
しゃっくり
のことよ！
コツッ
なんだ！
それなら…
わーっ
あほなこと
すなっ
おふざけが
すぎたわね〜
オヤジにも
ぶたれた
ことない
のにっ
くすん

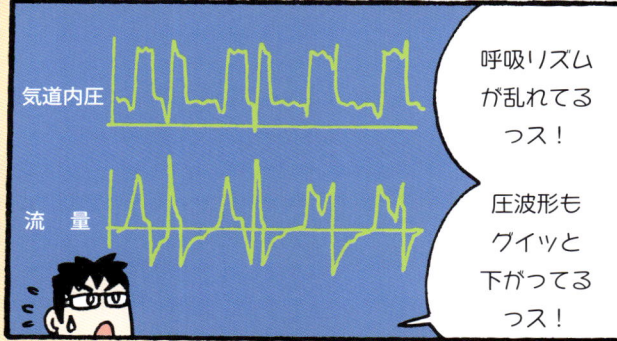

吃逆で誤作動

　プレッシャーサポート換気（PSV）は自発呼吸との同調性が優れており，自発呼吸のしっかりした患者さんによく用いられます．今回，抜管目前の患者さんに異常が発生しました．吃逆のため呼吸パターンが乱れ，気道内圧が異常に下がり，PEEP下限アラームも作動しました．今回の観察のポイントは「著明な吸気努力」です．

1 吃逆のないときのグラフィックモニター

　まずは正常のグラフィックモニターを確認します（図1）．圧波形が四角く，吸気時間が微妙に変動しているので，PSVとわかります．吸気努力を検知してから補助が始まるまで少し遅れるため，気道内圧が低下します．

2 吃逆があるときのグラフィックモニター

　グラフィックモニターの観察ポイントは次の3つです（図2）．

● 呼吸のリズムが乱れている

　呼吸のリズムが乱れていますね．直前の呼吸が終わる前に，吸気努力が始まっています．呼吸のタイミングと関係なく，吃逆が起こるためです．

● 気道内圧が周期的に著明に低下している

　気道内圧が少しだけ下がる呼吸と，気道内圧が著しく下がる呼吸，の2種類があります．2番目と4番目の呼吸（茶色矢印↑）では，気道内圧はマイナスになるまで低下しており，

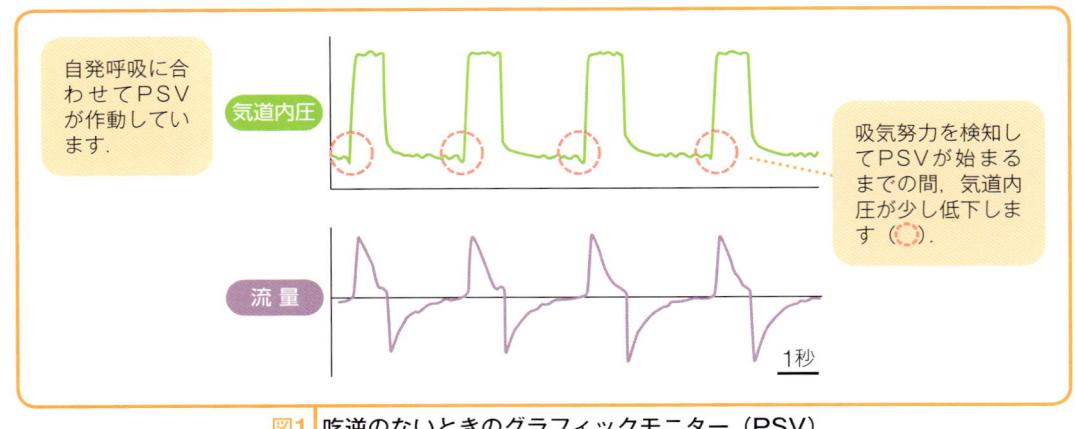

図1 吃逆のないときのグラフィックモニター（PSV）

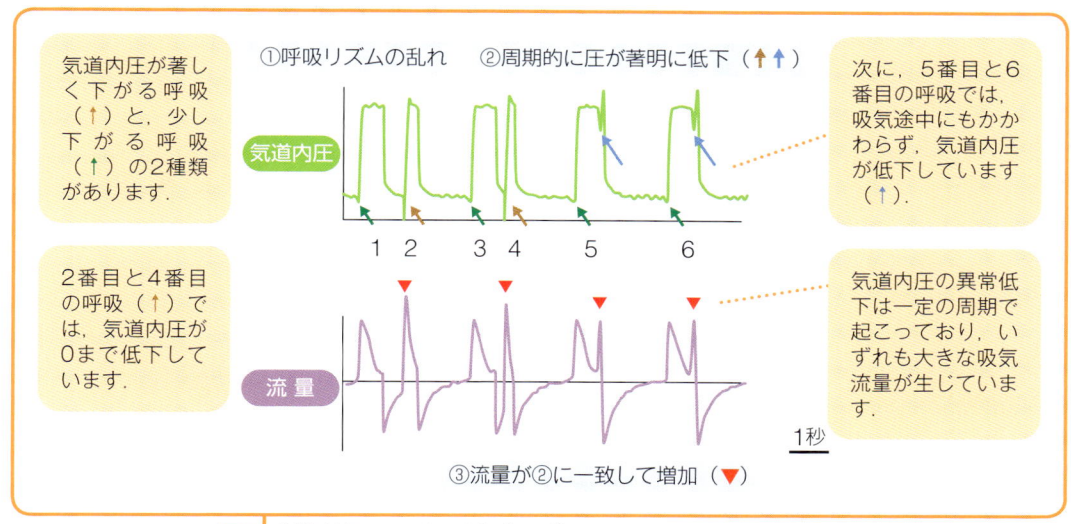

図2 吃逆が起こっているときのグラフィックモニター（PSV）

気道内圧が著しく下がる呼吸（↑）と，少し下がる呼吸（↑）の2種類があります．

①呼吸リズムの乱れ　②周期的に圧が著明に低下（↑↑）

次に，5番目と6番目の呼吸では，吸気途中にもかかわらず，気道内圧が低下しています（↑）．

2番目と4番目の呼吸（↑）では，気道内圧が0まで低下しています．

気道内圧の異常低下は一定の周期で起こっており，いずれも大きな吸気流量が生じています．

③流量が②に一致して増加（▼）

PEEP下限アラームが作動しました．通常の吸気努力とは比較にならないほど強い吸気努力が起こったのです．

次に，5番目と6番目の呼吸（青色矢印↑）に注目してください．吸気途中に吃逆が起こったため，気道内圧が低下し再上昇しています．

全体を見渡すと，吃逆が周期的に起こっているのがわかりますか？

● 気道内圧が異常低下するタイミングで，大きな吸気流量が生じている

吃逆により人工呼吸器が誤作動しています．吃逆によって作られる陰圧はとても大きいので，吸気流量も大きくなります（赤色三角▼）．

3 吃逆（しゃっくり）

吃逆は周期的な痙攣様の横隔膜収縮です．代表的な原因を表1にまとめました．上腹部手術後には，迷走神経の興奮，胃液の貯留，胃管の刺激，麻酔覚醒時の興奮のために，吃逆がよく認められます．

どう対応するべきでしょうか？　時間が経てばたいていの吃逆は治まりますが，長く続くと苦しいです．人工呼吸器離脱の障害になったり，換気量が増えすぎて肺を痛める可能性もあります．吃逆の原因を探り，必要な場合は治療します．この患者さんでは胃液貯留が刺激となって，吃逆が起こりました．胃液を除去してしばらくすると吃逆が消失し，安定した自発呼吸となりました．山口くんは，単純に昼ごはんを食べすぎたようです．

表1 吃逆の原因

①胃の拡張：食べすぎ，炭酸飲料，呑気，内視鏡検査
②消化管の急激な温度変化，アルコール摂取
③興奮，不安
④手術関連：全身麻酔，挿管刺激や咽頭痛，腹膜刺激
⑤頸部疾患：咽頭炎，頸部・縦隔の腫瘤，横隔神経を刺激する病変
⑥脳疾患：髄膜炎，脳炎，腫瘍，水頭症

吃逆は横隔膜の痙攣や．上腹部の手術後には結構あるんやで．

驚かせても治らないっスか？

原因を考えなあかん．開腹術後に胃が張って，それが刺激になってるんやろ．大田さん，胃管を吸引してみ．

はい……胃液が大量に引けます．

そやろ．で，どや？ 吃逆は？

はい，止まりました．

すごいっス．今度しゃっくりが止まらなかったら胃管を入れてもらうっス．

グッサン，あんたは単に食べすぎや．

第 2 部　グラフィックモニターをフル活用

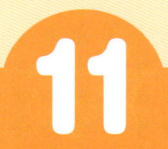

11 感知されない呼吸努力

腹に手を当てて考えるんや！の巻

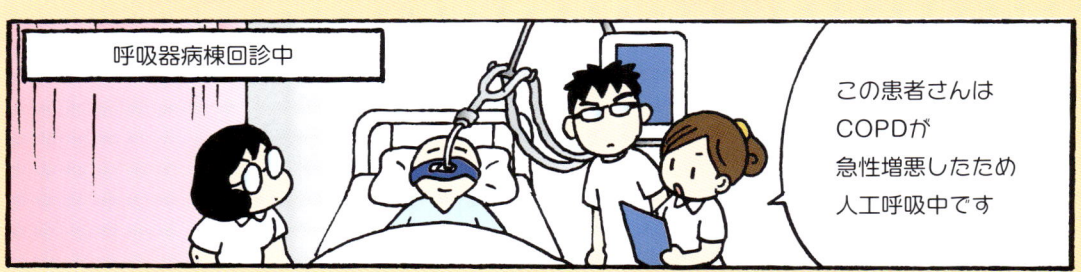

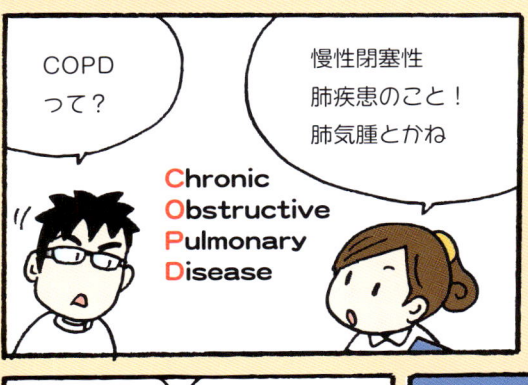

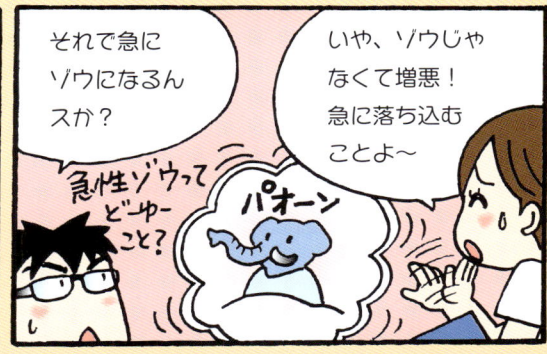

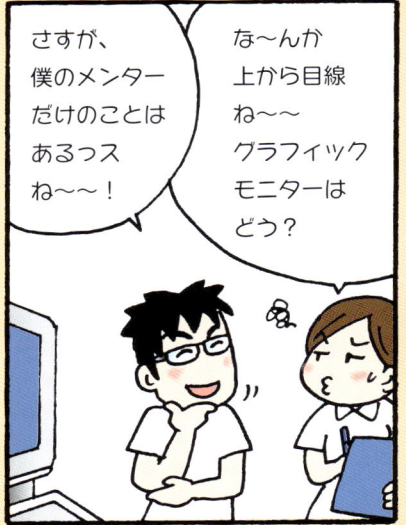

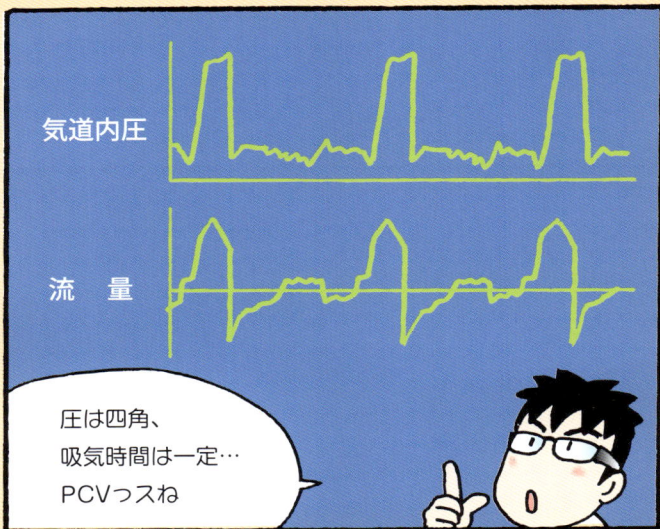

呼吸器病棟回診中

この患者さんはCOPDが急性増悪したため人工呼吸中です

COPDって？

慢性閉塞性肺疾患のこと！肺気腫とかね

Chronic
Obstructive
Pulmonary
Disease

それで急にゾウになるんスか？

急性ゾウってどーゆーこと？

いや、ゾウじゃなくて増悪！急に落ち込むことよ〜

パオーン

さすが、僕のメンターだけのことはあるっスね〜〜！

な〜んか上から目線ね〜〜グラフィックモニターはどう？

気道内圧

流量

圧は四角、吸気時間は一定…PCVっスね

123

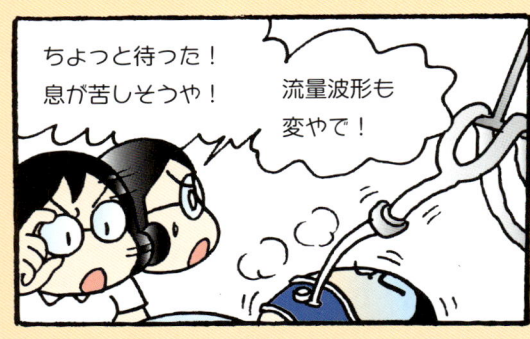

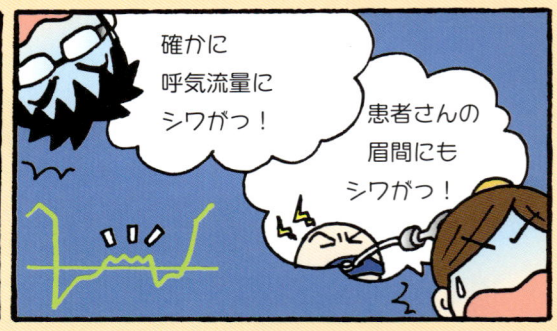

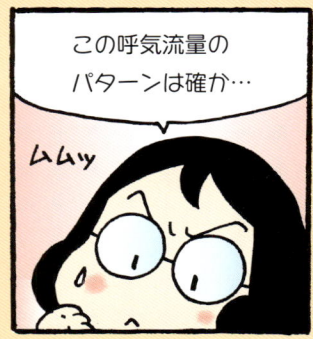

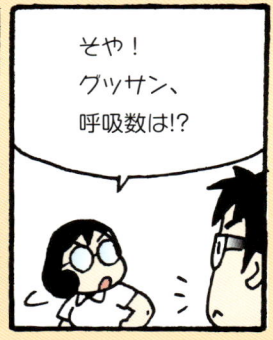

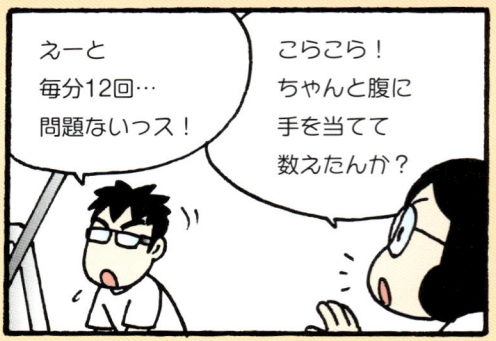

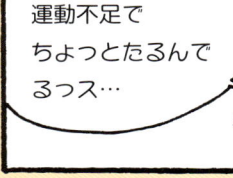

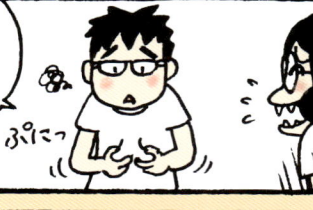

コマ1
ちょっと待った！息が苦しそうや！流量波形も変やで！

コマ2
確かに呼気流量にシワがっ！患者さんの眉間にもシワがっ！

コマ3
この呼気流量のパターンは確か…
ムムッ

コマ4
そや！グッサン、呼吸数は!?

コマ5
えーと毎分12回…問題ないっス！

コマ6
こらこら！ちゃんと腹に手を当てて数えたんか？

コマ7
運動不足でちょっとたるんでるっス…
ぷにっ

コマ8
あんたの腹とちゃう！「患者さんの腹」や！

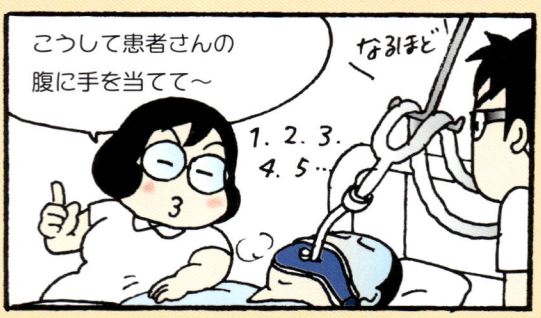

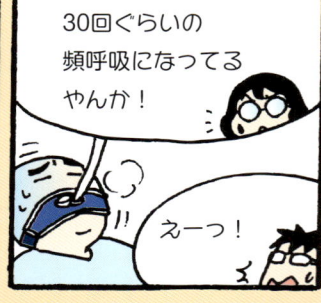

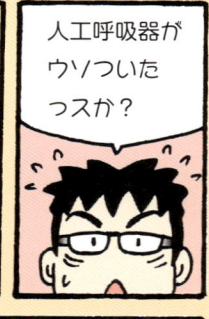

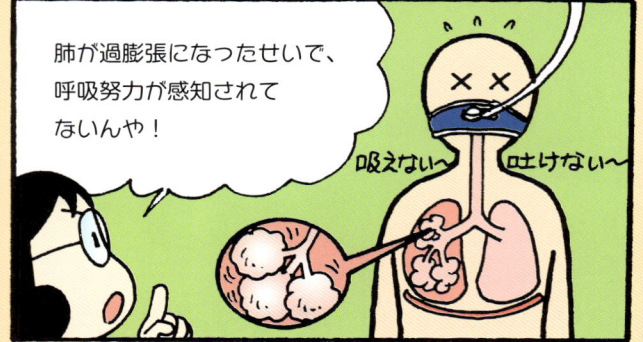

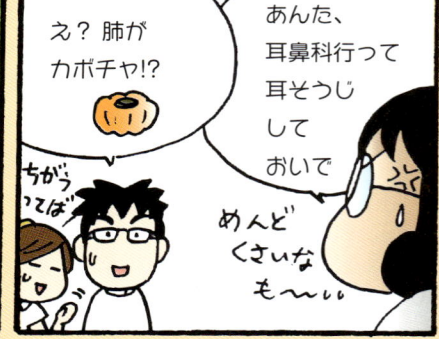

コマ9
こうして患者さんの腹に手を当てて〜
なるほど
1.2.3.4.5…

コマ10
30回ぐらいの頻呼吸になってるやんか！
えーっ！

コマ11
人工呼吸器がウソついたっスか？

コマ12
肺が過膨張になったせいで、呼吸努力が感知されてないんや！
吸えない〜　吐けない〜

コマ13
え？肺がカボチャ!?
あんた、耳鼻科行って耳そうじしておいで
ちがってば
めんどくさいなも〜

感知されない呼吸努力

みなさんは，人工呼吸が難しい病気と言えばどんなものを思い浮かべますか？ARDS？肺炎？私は，重症の慢性閉塞性肺疾患（COPD）の人工呼吸管理が一番難しいと思います．今回はCOPDの患者さんです．喫煙歴が長く重症のCOPDと診断されていましたが，肺炎をきっかけに急性増悪して人工呼吸が必要になりました．眉間にシワを寄せ，呼吸が苦しそうです．呼吸努力がうまく人工呼吸器に伝わらず，吸気努力が無視されてしまうためです．ポイントは「流量波形の乱れ」「上腹部の触診」です．

1 呼吸努力が無視されているグラフィックモニター

図1は15秒間の波形の記録です．圧波形が四角く，吸気時間が一定なので，プレッシャーコントロール換気（PCV）ですね．PCV開始直前に気道内圧が低下しているのは，自発呼吸を感知してから換気補助が始まるためです．観察ポイントは3つです（図2）．

● 流量波形が狭窄パターン

吸気流量を見ましょう．流量の減り方がゆっくりです．吸気の終わる時点（青色丸●）でも，流量はあまり減っていません．「気管チューブの狭窄」の章（→p.102〜）で，狭い気道がストローに似ているというお話をしました．細いストローを通じて風船を膨らませるとき，空気の流れはゆっくりです．同様にCOPDでは，流量の減り方がゆっくりです．

● 呼気の途中で気道内圧が低下

自発呼吸があり，吸気努力によって気道内圧が低下し（緑色矢印↓），続いてPCVが作

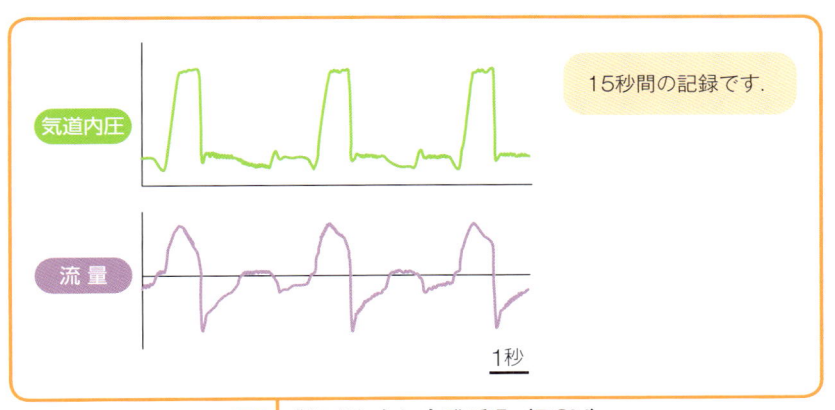

図1 感知されない自発呼吸（PCV）

[図2：感知されない自発呼吸（解説編）]

人工呼吸器が吸気努力を感知しないため，呼吸数は見かけ上少なくなります．

吸気流量が狭窄パターンとなって，減り方がゆっくりです．

呼気の流量波形が乱れ，呼気の途中で流量が歪んでゼロに近付いています．隠れた吸気努力のためです．

②呼気途中で気道内圧低下（⇔）

気道内圧

①流量波形が狭窄パターン（↓）

流量

③呼気流量波形の乱れ（⇔）

1秒

隠れた吸気努力のために，呼気の途中で気道内圧が下がっています．

図2 感知されない自発呼吸（解説編）

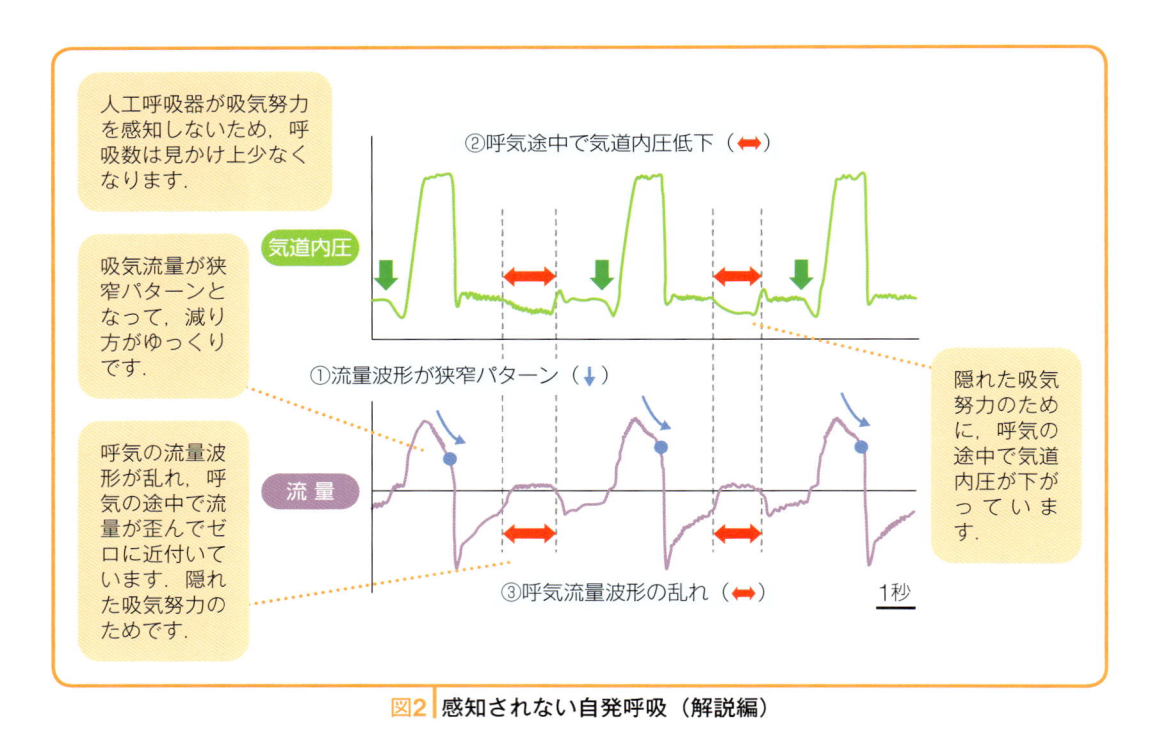

動します．しかし，ほかにも圧の低下しているところがあります．呼気の途中で，圧が下がっています（赤色矢印 ⇔）．隠れた吸気努力のためです．

● 呼気の流量波形の乱れ

一番わかりやすいポイントです．安静な呼吸では，呼気流量はなめらかに減っていくはずです．しかし，呼気の途中で流量が歪んでゼロに近づいています（赤色矢印 ⇔）．この部分に吸気努力が隠れています．人工呼吸器がいくつかの吸気努力を感知できないため，呼吸数は見かけ上少なくなります．

2 感知されない呼吸努力

呼気の途中に吸気努力があるとは不思議ですが，重症のCOPD患者さんではよく起こっています．

気道狭窄があると，呼吸努力が人工呼吸器に伝わりにくくなります．吸気努力が起こったときは，まず胸腔内圧が低下し，次いで肺胞，気管，気管チューブを介して人工呼吸器に伝わります．しかし，COPDでは気道狭窄のため，肺胞圧の変化が気道に伝わりにくくなります．

次に，呼気障害のため吐き切れない空気が肺に残り過膨張となります．吸気が始まっても，肺胞の圧はしばらく陽圧のままです．肺胞の圧が下がるまで吸気努力を続けないと，空気は流れ込みません．

　これらの結果，感知できない吸気努力となります．ただし，吸気努力により流量や気道内圧に微妙な変化が起こります．西野主任は鋭い観察力で発見しました．

3 グラフィックモニター以外で見つける方法

　フィジカルアセスメントが大切です．まずは視診です．目線の位置をぐっと下げ，患者さんの胸部と上腹部を真横から観察しましょう．吸気努力があれば，胸郭が，次いで上腹部（みぞおち）が持ち上がるはずです．横隔膜が収縮し足の方へ押し下げられるため，腹部臓器が持ち上がるためです．この上腹部の動きで，吸気努力を見破ります．

　次に触診です．上腹部に手をそっと置くと，吸気努力で上腹部が持ち上がるのを感じるはずです．この数を数えれば，本当の呼吸数がわかりますね．

　また，COPD患者さんでは呼気障害に対抗して呼気努力が強くなるので，呼気時に腹筋が硬くなるのを感じることがありますよ．

4 どう対応するべきか？

　トリガーが鈍いほど，呼気障害が強いほど，この現象は起こりやすくなります．そこで，人工呼吸器のトリガー感度をなるべく鋭敏な設定に変更します．トリガー設定を鋭敏に変更すると（図3），すべての吸気努力に反応してPCVが作動するようになりました．

　根本的な対応は呼気障害，気道抵抗を減らす治療です．気管支拡張薬を投与したり，肺炎を治療したり，呼吸理学療法を積極的に行い，気道狭窄を改善させます．

気道内圧

人工呼吸器のトリガー感度を鋭敏な設定に変更すると，すべての吸気努力（↑）に対してPCVが作動するようになりました．

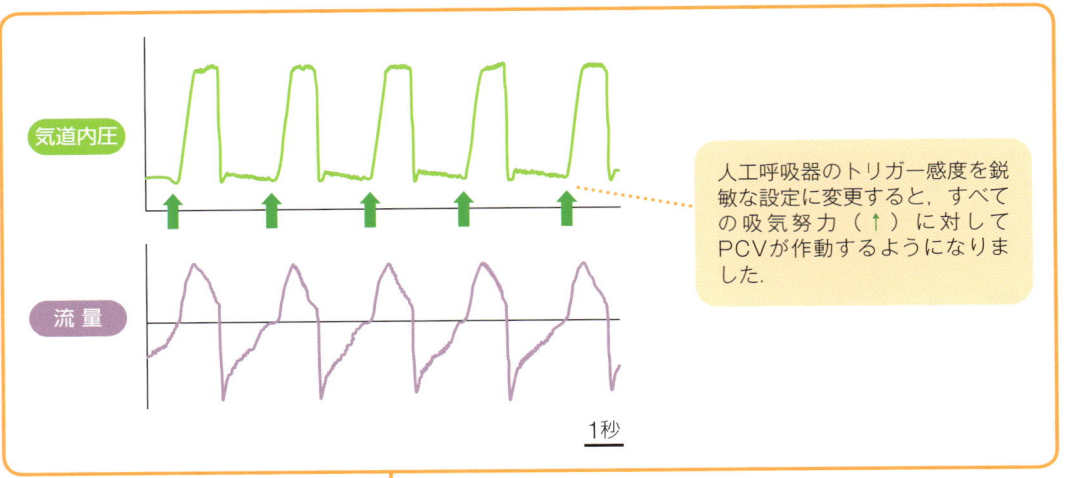

流量

1秒

図3 トリガー感度を鋭敏にしたとき

- COPDでは気道が狭いんで，呼気にも時間がかかるねん．

- それで，吐き切れないガスが肺に残って……．

- 肺が過膨張になるっス！

- 過膨張があると，呼吸努力が人工呼吸器に伝わりにくくなるんや．

- ふー，ぼくと一緒っスね．努力しているのに，感知してもらえないっス，グスン．

- アホやなぁ，あんたらがよう勉強しているのは知ってるわ．けど，それは当たり前，われわれはプロやからな．

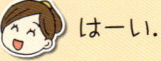

- はーい．

- 自分のことは，胸に手を当てて考えるんや．そいでもって，患者さんの呼吸努力は？

- 患者さんの腹に手を当てて考えるんや〜〜っ（西野主任風）！

- そのとおり！

第 2 部　グラフィックモニターをフル活用

12 人工呼吸器とうまく合ってない

あうんの呼吸が大事 の巻

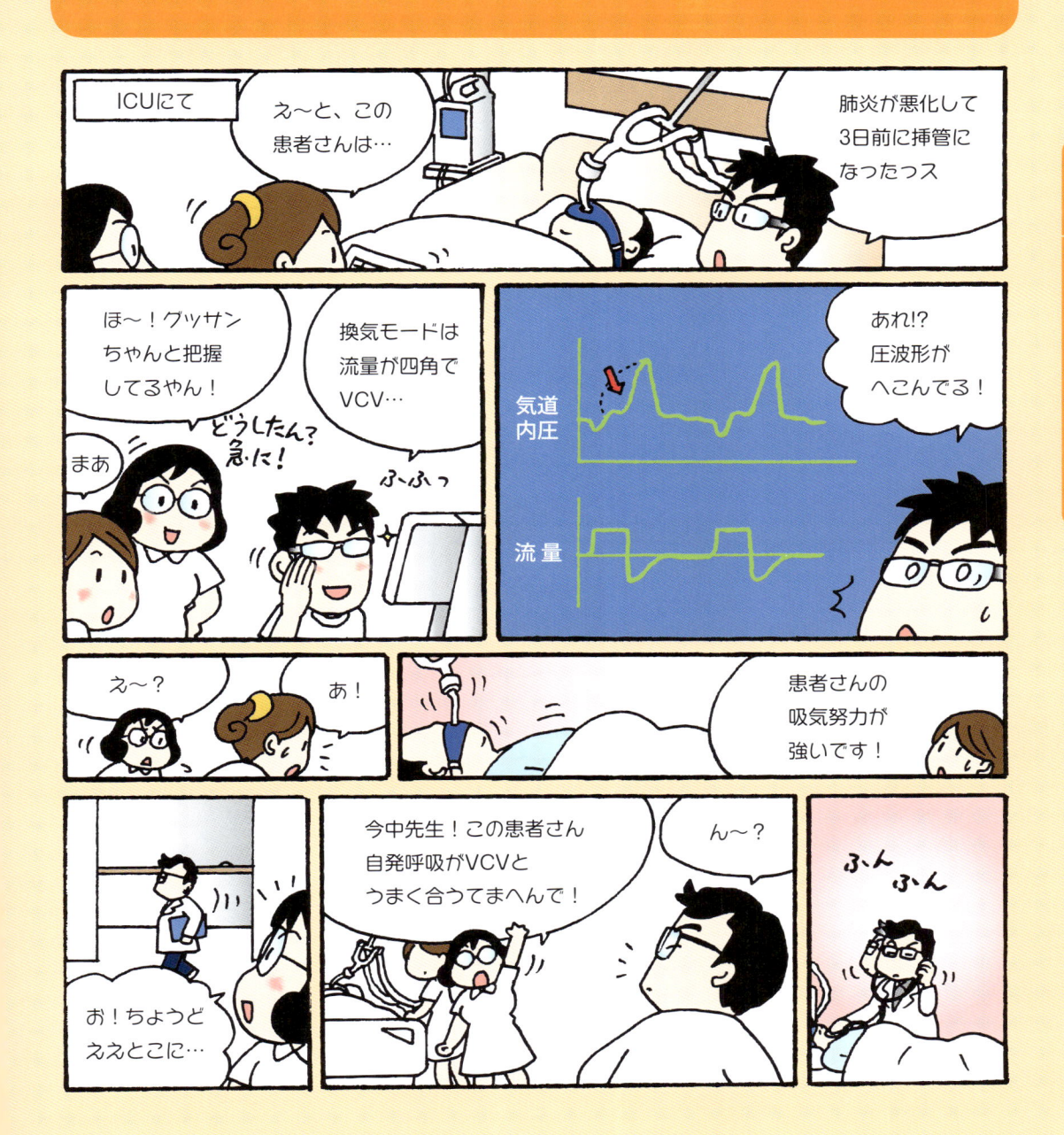

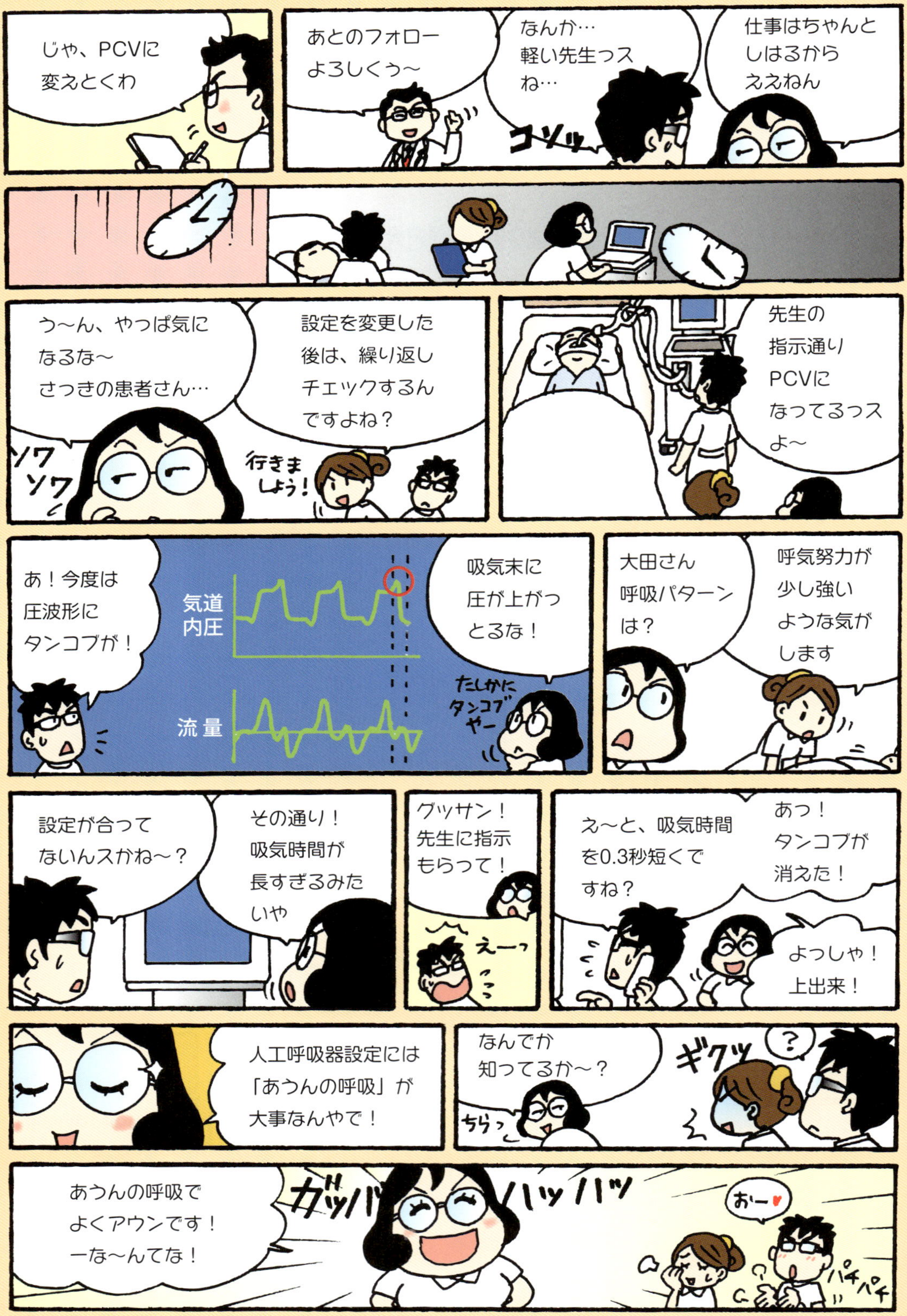

じゃ、PCVに
変えとくわ
あとのフォロー
よろしくぅ～
なんか…
軽い先生っス
ね…
コソッ
仕事はちゃんと
しはるから
ええねん
う～ん、やっぱ気に
なるな～
さっきの患者さん…
ソワソワ
設定を変更した
後は、繰り返し
チェックするん
ですよね？
行きましょう！
先生の
指示通り
PCVに
なってるっス
よ～
あ！今度は
圧波形に
タンコブが！
気道内圧
流量
吸気末に
圧が上がっ
とるな！
たしかにタンコブやー
大田さん
呼吸パターン
は？
呼気努力が
少し強い
ような気が
します
設定が合って
ないんスかね～？
その通り！
吸気時間が
長すぎるみた
いや
グッサン！
先生に指示
もらって！
えーっ
え～と、吸気時間
を0.3秒短くで
すね？
あっ！
タンコブが
消えた！
よっしゃ！
上出来！
人工呼吸器設定には
「あうんの呼吸」が
大事なんやで！
なんでか
知ってるか～？
ちらっ
ギクッ
？
あうんの呼吸で
よくアウンです！
－な～んてな！
ガッハッハッハッ
おー♥
パチパチ

人工呼吸器とうまく合ってない

　グラフィックモニターの活用法を学んできた第2部の最後は，努力呼吸が強く，人工呼吸と合わなくなった患者さんです．3人はあうんの呼吸でトラブルを発見し，原因を追及，解決しました．チームとして立派に機能してますね．

1 吸気努力が強いためVCVにうまく合わない

　流量波形が四角いのでボリュームコントロール換気（VCV）です（図1）．自発呼吸がないときや安静呼吸のとき，気道内圧は右上がりになります．しかし，吸気努力が大きくなると右上がりとは限りません．患者さんのほしい流量が設定流量を超えてしまうと，吸いたくても吸えず，気道内圧は「へこんだ」パターンとなります．

　VCVでは吸気流量，一回換気量，吸気時間，すべて固定です．患者さんの自発呼吸パターンがここから大きく外れると，自発呼吸が人工呼吸器と合わなくなります．そんなときは同調性のよいプレッシャーコントロール換気（PCV）やプレッシャーサポート換気（PSV）に変更するのをお勧めします．この患者さんではPCVへ変更されましたが，微調整が不十分だったようです．

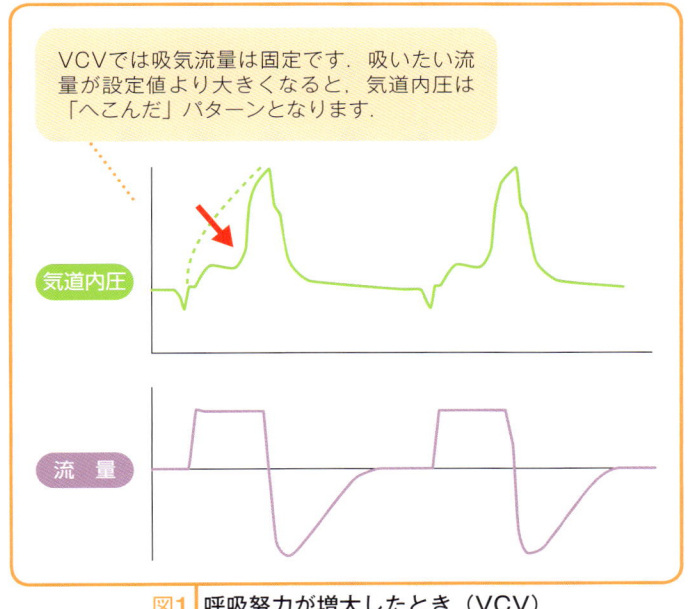

図1 呼吸努力が増大したとき（VCV）

VCVでは吸気流量は固定です．吸いたい流量が設定値より大きくなると，気道内圧は「へこんだ」パターンとなります．

2 吸気時間が合っていないためPCVにうまく合わない

　PCVではPC圧や吸気時間を設定します．吸気努力が強ければ，吸気流量，一回換気量共に増えてくれます．しかしPCVの吸気時間は固定です．吸気時間設定が長すぎると，患者さんが息を吐けなくなったり，呼気努力とぶつかったりして，気道内圧が異常に上昇します．観察ポイントは3つです（図2）．

●気道内圧が四角

　気道内圧が四角なので，圧を制御する換気モードであるPSVかPCVのどちらかです．吸気時間が一定なのでPCVですね．自発呼吸があるため，吸気の初期に気道内圧がいったん低下しています．

●吸気の終わりに圧が上昇

　吸気の終わりに注目しましょう．気道内圧が急上昇しています．グッサンは「圧のタンコブ」と名付けました．原因は患者さんの呼気が人工呼吸器と衝突したためです．この現象はPCVに特徴的です．PSVでは，吸気の終わりを患者さんの呼吸に合わせる機能があるので，呼気と衝突することはありません．

●吸気途中に流量がゼロとなる

　PCVでは吸気流量は右下がりのパターンです．吸気中に流量がゼロになるのは，吸気時間が長すぎるか，呼気努力が始まったかのどちらかです．いったんうまく設定できても，

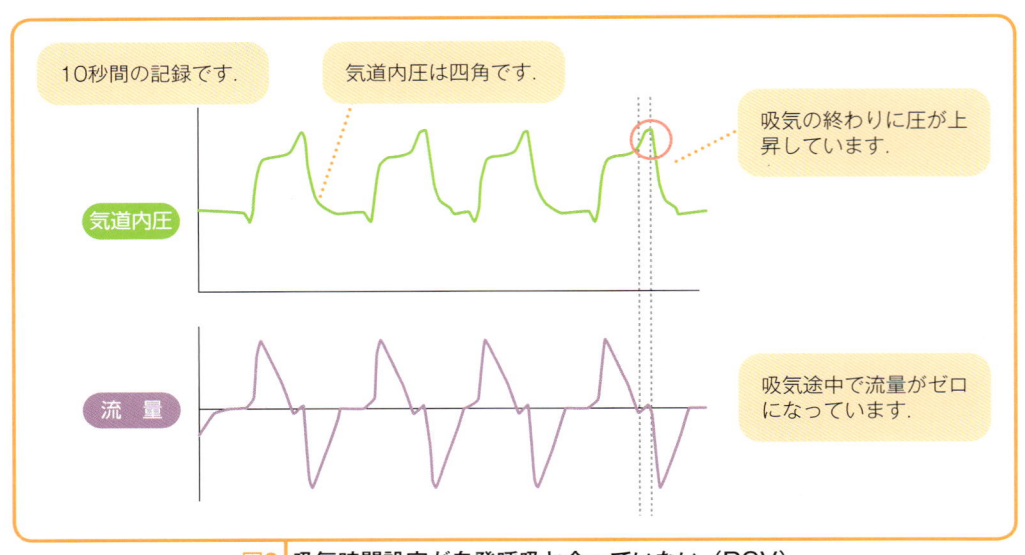

図2 吸気時間設定が自発呼吸と合っていない（PCV）

患者さんが頻呼吸になったり吸気時間が短くなったりすると，この現象が起こります．

3 どう対応するべきか？

　PCVの吸気時間を短く設定します．図3が対応後のグラフィックモニターです．患者さんの呼気が人工呼吸器と衝突せず，「圧のタンコブ」もなくなりました．

　別の方法は換気モードをPSVに変更することです．PSVでは吸気の始まりも終わりも自発呼吸に合わせてくれるので，同調性が改善するはずです．ただし，無呼吸や呼吸パターンが安定しない場合は，低換気になる危険性に注意しなければなりません．

＊　　　　＊　　　　＊

　グラフィックモニターを利用すれば人工呼吸のトラブルを発見したり，設定を調整することができます．これまでの勉強が，人工呼吸管理を安全・適切なものにする手助けとなれば3人も喜ぶと思います．

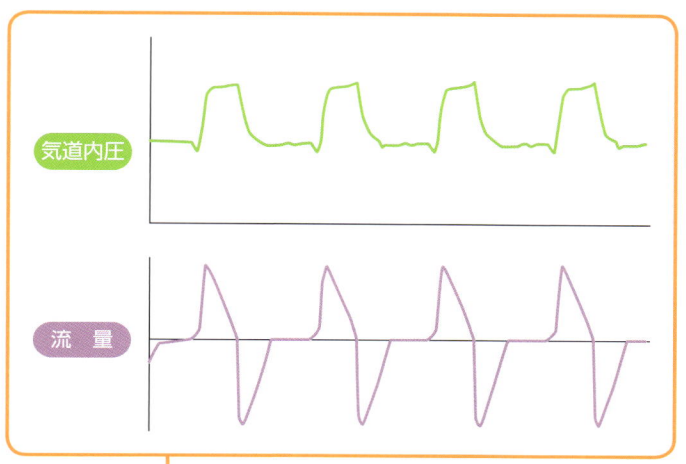

図3 吸気時間を設定し直したとき（PCV）

> 自発呼吸の強い患者さんの人工呼吸は難しいっス．
>
> 呼吸の大きさやパターンが変わるし……．

- VCVではきついかもしれんな．PCVでもちゃんと設定せんとあかんわ．

- 波形を見ながら，調節してあげるっス．

- でも，一番大事なんはチームの連携なんやで．

- あうんの呼吸っスね．

- そうそう，「あ」「うん」ってもともと吸気と呼気のことなんですって．

- 狛犬や仁王が山門で「あ」「うん」とにらんで，お寺を守ってるやろ．うちらもあうんの呼吸で患者さんを守るで〜！

- 先輩，狛犬に似てるっス．

- ちょっと，誰が狛犬やねん！

- ひょえー！仁王さま，許して〜！

- ふふ，オチもあうんの呼吸ね．

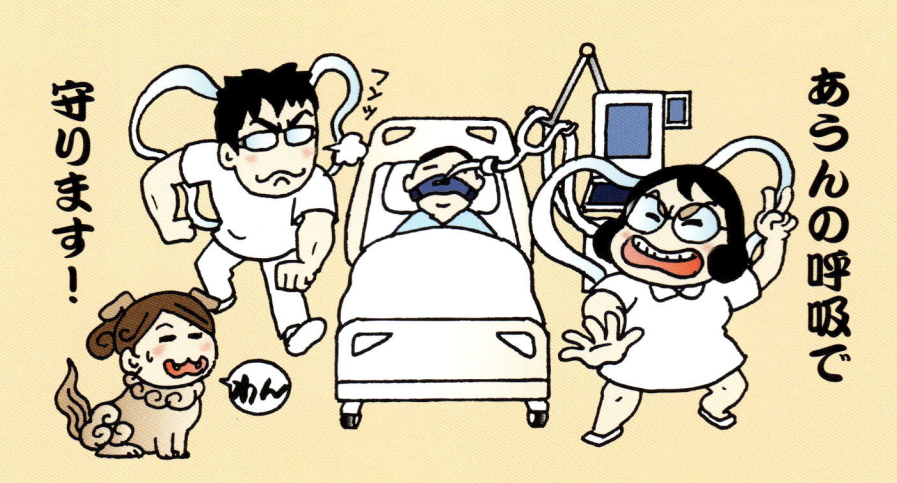

さくいん

数字・欧文

ABCDEバンドル……117
ACV……16, 17, 57, 64
APRV……31, 32
ARDS……97, 99
BCV……50
COPD……38, 113, 125
CPAP……31, 39
EPAP……40
IPAP……40
NPPV……38, 40
PAV……44
PCV……11, 64, 98, 132
PRVC……47
PSV……19, 24, 39, 70, 120
S/Tモード……39
SIMV……18, 70
VAP……113
　―バンドル……113
VCV……10, 57, 70, 131

和文

あ行

アシストコントロール換気……16, 57, 64
胃管……70
一回換気量……10, 12
　―の低下……58, 65
ウォータートラップ……86

か行

顔マスク……38
加温加湿器……56, 84, 107
片側挿管……98
片肺換気……99
換気血流比の改善……33
感知されない呼吸努力……126
陥没呼吸……106

気管吸引……90
気管チューブの狭窄……104
気胸……34
起坐呼吸……93
吃逆……120, 121
気道狭窄……126
気道抵抗……11
気道トラブル……104
気道内圧……11
　―の振動……84
　―の低下……59
気道内圧解放換気……31
気道内圧波形……5
気道分泌物……90
気道閉塞……97, 113
吸気時間……10, 12
　―が合っていない……132
吸気終了基準……25
吸気努力……44
　―が強い……131
吸気末ポーズ……11
吸気流量……10
急性呼吸窮迫症候群……99
胸郭運動……105
胸郭の動きの左右差……99
グラフィックモニター……4
結露……83
　―の影響……85
呼気ポート……41
呼吸音……93, 105
　―の左右差……99
呼吸努力……106, 125
呼吸のリズム……83, 120
呼吸パターン……59, 66, 93
呼吸理学療法……97
コンプライアンス……11, 47

さ行

最高気道内圧……12, 97

酸素飽和度の低下……66
シーソー呼吸……66, 106, 113
事故抜管……63
持続的気道内陽圧……31, 39
自発呼吸……77
　—との同調性……12, 26, 120
自発呼吸試験……117
しゃっくり……121
人工呼吸器からの離脱……18
人工呼吸器関連肺炎……113
人工呼吸器とうまく合ってない……131
人工呼吸器離脱……121
人工呼吸器を長時間外す場面……78
人工呼吸中の加温加湿……107
人工呼吸中の合併症……34
人工鼻……84, 107
せん妄……63, 117
早期離床……117

た行

高めのPEEP……32
立ち上がり速度……25
断続性ラ音……91
調節換気……16
鎮静・鎮痛薬の選択……117
鎮静薬……111
低酸素血症……93
テスト肺……78
デュアルコントロールモード……47
電源の入れ忘れ……77
同期式間欠的強制換気……18, 70
トータル顔マスク……38
トリガー感度……72, 127
トリガー時の気道内圧低下……91
トリガー設定……111
努力呼吸……66, 93

な行

日中の鎮静中断……117
熱線……86

は行

背側無気肺の改善……100
排痰促進……100
バッテリー……77
鼻マスク……38
非侵襲的陽圧換気……38
頻呼吸……93
ファイティング……92, 113
フィジカルアセスメント……93, 99, 105
腹臥位療法……97, 100
プラトー圧……11, 97
プレッシャーコントロール圧……12
プレッシャーコントロール換気……11, 64, 98
プレッシャーサポート圧……25
プレッシャーサポート換気……19, 24, 39, 70, 120
閉塞パターン……65
ボリュームコントロール換気……10, 57, 70, 131

ま行

マスクの選択……40
慢性閉塞性肺疾患……38, 113, 125

や行

容量波形……5

ら行

リーク……56, 64
　—の発生しやすい箇所……56
流量波形……5
連続性ラ音……90

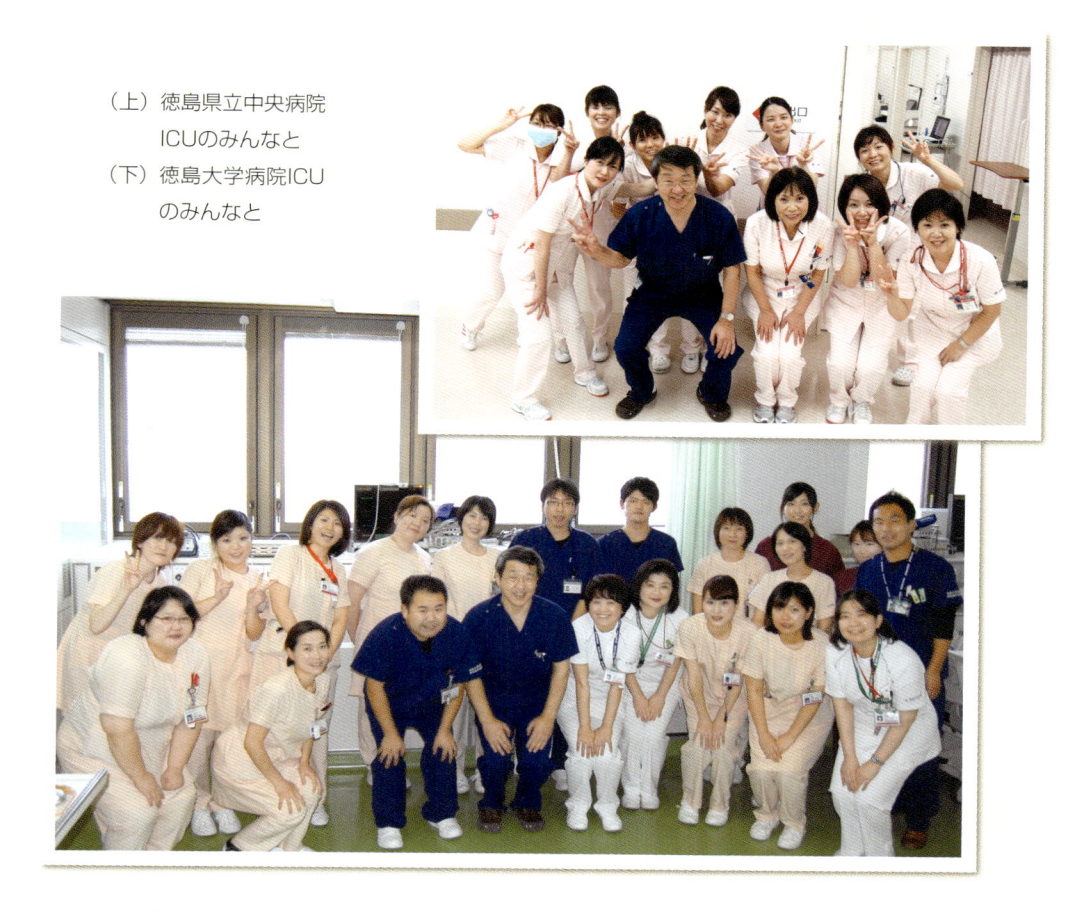

（上）徳島県立中央病院
　　　ICUのみんなと
（下）徳島大学病院ICU
　　　のみんなと

● 著者略歴

今中 秀光（いまなか ひであき）

1983年	大阪大学医学部卒業
同年	大阪大学医学部附属病院 麻酔科
1986年	大阪大学医学部附属病院 集中治療部
1989年	大阪府立病院 麻酔科
1994年	ハーバード大学マサチューセッツ総合病院 麻酔科に留学
1996年	国立循環器病センター 外科系集中治療科
2007年	徳島大学医学部 救急集中治療医学 准教授
2010年	徳島大学病院 ER・災害医療診療部 特任教授

現在，徳島大学病院ICUと徳島県立中央病院のICUで奮闘中

● イラストレーター（まんが）略歴

おの ようこ

出版社・広告代理店勤務を経て1992年からイラストレーターを始める．広告や雑誌を中心にイラストカット・4コマ漫画等で活動中．関西在住．二子あり

（本書に関する感想を是非 imanakah@tokushima-u.ac.jp までお送りください）

※本書は，小社刊行の雑誌『呼吸器ケア』2012年10巻4号〜2013年11巻9号連載「教えて先輩！ 波形の読み方らくらくマスター 人工呼吸器グラフィックモニターの基本」をまとめて加筆・修正し，単行本化したものです．

教えて！先輩 波形の読み方らくらくマスター
人工呼吸器グラフィックモニターの基本

2014年3月20日発行　第1版第1刷

著　者	今中　秀光
まんが	おの　ようこ
発行者	長谷川　素美
発行所	株式会社メディカ出版
	〒532-8588
	大阪市淀川区宮原3-4-30
	ニッセイ新大阪ビル16F
	http://www.medica.co.jp/
編集担当	山川賢治
装　幀	森本良成
印刷・製本	株式会社NPCコーポレーション

© Hideaki IMANAKA, 2014

本書の複製権・翻訳権・翻案権・上映権・譲渡権・公衆送信権（送信可能化権を含む）は，(株)メディカ出版が保有します．

ISBN978-4-8404-4905-2　　　　　　　　　　　　　　　　　　　　Printed and bound in Japan

当社出版物に関する各種お問い合わせ先（受付時間：平日9：00〜17：00）
● 編集内容については，編集局 06-6398-5048
● ご注文・不良品（乱丁・落丁）については，お客様センター 0120-276-591
● 付属のCD-ROM，DVD，ダウンロードの動作不具合などについては，デジタル助っ人サービス 0120-276-592